やさしい英語で外来診療

新装版

監修　大山 優　著　安藤克利

協力・ナレーター　Jason F Hardy, 遠藤玲奈

音声付き

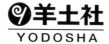
羊土社
YODOSHA

謹告

本書に記載されている診断法・治療法に関しては，発行時点における最新の情報に基づき，正確を期するよう，著者ならびに出版社はそれぞれ最善の努力を払っております．しかし，医学，医療の進歩により，記載された内容が正確かつ完全ではなくなる場合もございます．

したがって，実際の診断法・治療法で，熟知していない，あるいは汎用されていない新薬をはじめとする医薬品の使用，検査の実施および判読にあたっては，まず医薬品添付文書や機器および試薬の説明書で確認され，また診療技術に関しては十分考慮されたうえで，常に細心の注意を払われるようお願いいたします．

本書記載の診断法・治療法・医薬品・検査法・疾患への適応などが，その後の医学研究ならびに医療の進歩により本書発行後に変更された場合，その診断法・治療法・医薬品・検査法・疾患への適応などによる不測の事故に対して，著者ならびに出版社はその責を負いかねますのでご了承ください．

❖ **本書関連情報のメール通知サービスをご利用ください**

メール通知サービスにご登録いただいた方には，本書に関する下記情報をメールにてお知らせいたしますので，ご登録ください．

・本書発行後の更新情報や修正情報（正誤表情報）
・本書の改訂情報
・本書に関連した書籍やコンテンツ，セミナーなどに関する情報

※ご登録の際は，羊土社会員のログイン／新規登録が必要です

ご登録はこちらから

監修のことば

　安藤先生とは彼が亀田総合病院呼吸器内科で後期研修医をしているとき
に出会った．呼吸器内科と腫瘍内科は胸部キャンサーボードやコンサルテー
ションを通じて交流が深く日頃から接触する機会が多い．安藤先生は真面
目な努力家で，腫瘍内科にもローテーションし活躍してくれた．

　本書に書かれている内容は，私が米国で臨床研修と診療をしている最中
に実際に使用した会話内容とほぼ一致する．また初学者にわかりやすいよ
うに場面ごとにやさしく書かれ，使用頻度の高い言い回しは繰り返し出て
くるので通読すると次第に表現に慣れると思う．また表現内容は文法が教
科書的なものではなく，現場で話されている実践英語（口語）である．そ
のため患者さんと会話する直前に読んで内容を大まかに暗記するだけで，い
ままでとは違った会話ができると思う．

　私も実際英語に慣れるまでは，一緒に診療してくれたアメリカ人医師が
使用していた表現を自らノートに手書きして暗記し，その後覚えた表現を
使用して徐々に会話を上達させたが，本書はその手書きのノートがそのま
ま本になった感じである．医療の中での会話内容は膨大であるが，本書は
その入り口としてとてもわかりやすくなっており，医療英語初学者にはお
薦めの一冊である．留学や日本で英語で診療する医師には本書を活用して
いただきたい．

2025 年 2 月

亀田総合病院腫瘍内科 部長
大山　優

はじめに

　「やさしい英語で外来診療」は，日常診療で外国人患者を診察する機会のある医師や英会話力の向上を望む医療者，さらに米国の医師免許取得 (USMLE) を目標に勉強している医学生などを対象に執筆しました．医療現場で実際に使用可能なフレーズを発音しやすく覚えやすいものになるよう心がけて執筆したため，実際にどのような場面で使用するか想像しやすいものになっていると思います．本書を用いて，大学や病院など身近な場所で日本人同士でも英会話の練習が可能になると思います．

　筆者は，元々英語が苦手であり，学生時代の英語の成績は散々たるものでした．しかし，米国臨床留学に興味をもち英語の勉強をしたところ，USMLEに合格でき自分の自信や苦手意識の克服につなげることができました．英語が苦手な筆者がUSMLEを受験するにあたり最も苦労したこと，それは日常診療で使用可能な表現方法を知ることでした．このため，日本にいながら医療英会話を勉強し，練習可能な本があれば！と思い，本書を企画，執筆するに至りました．

　本書を執筆するにあたっては，亀田総合病院腫瘍内科 大山優先生に多大なる協力と助言をいただきました．筆者が大山先生に出会いご指導いただく機会をもてたのは後期研修医時代のことですが，グローバルな視点で診療・教育されている姿に衝撃を受けたのを今でも覚えています．その経験は糧となり，現在でも学んだことを生かせるように日々努力しています．また，大学時代からの仲で英会話教師であるJason，現在の研究グループに属したことで知り合うことのできた遠藤さん，本書の出版趣旨に賛同していただいたいた羊土社と細かい編集に至るまでご尽力いただいた編集部の溝井レナ氏，鈴木美奈子氏に心より深謝申し上げます．

2025年2月

医療法人社団よるり会 目黒ケイホームクリニック 理事長・院長

安藤克利

やさしい英語で外来診療 新装版

CONTENTS

監修のことば ……………………………………………………………… 大山　優

はじめに ……………………………………………………………………… 安藤克利

part I 診察のキホン

§1 問診

1 あいさつ ... 14

❶ 名前の確認

❷ あいさつと自己紹介

❸ Draping Technique

❹ 開放型質問

2 現病歴（疼痛に対する問診） ... 18

❶ 痛みの部位（site）

❷ 痛みの強さ（intensity）

❸ 痛みの質（quality）

❹ 痛みのはじまり（onset）

❺ 放散痛の有無（radiation）

❻ 痛みの持続期間や変化（duration）

❼ 痛みの増悪・軽快因子（aggravating and alleviating factors）

❽ 関連症状（associated symptoms）

3 現病歴以外の問診 ... 24

❶ 導 入

❷ 同様症状の有無（previous episodes of chief complaint）

❸ アレルギー歴（allergy）

❹ 既往歴／入院歴（past medical history / hospitalization）

❺ 内服歴（medication）

❻ 家族歴（family history）

❼ 産婦人科の既往歴（obstetrical history）

❽ 喫煙歴（smoking history）

❾ 生活歴（social history）

❿ 問診のまとめ

⓫ 診察の前に

§2 診察の進め方

1 心血管系の診察 　　36
- ❶ 胸部の診察
- ❷ 四肢の診察
- ❸ 頸部の診察

2 呼吸器系の診察 　　41
- ❶ 前胸部，背部の診察
- ❷ 爪の診察

3 腹部の診察 　　44
- ❶ 腹部の視診
- ❷ 腹部の聴診
- ❸ 腹部の打診
- ❹ 腹部の触診

4 頭頸部の診察 　　50
- ❶ 頭部・副鼻腔の診察
- ❷ 眼の診察
- ❸ 鼻の診察
- ❹ 耳の診察
- ❺ 口の診察
- ❻ 甲状腺の診察
- ❼ リンパ節の触診

5 神経学的診察 　　57
- ❶ 脳神経の診察
- ❷ 深部腱反射
- ❸ 感覚
- ❹ 運動機能
- ❺ 小脳症状
- ❻ 歩行障害
- ❼ 高次脳機能

6 四肢・整形外科的診察 　　68
- ❶ 四肢の診察

§3 カウンセリング

1 説明とカウンセリング 　　73
- ❶患者への説明
- ❷ カウンセリング

2 質問への対応のしかた 　　78
- ❶ 病気に対する質問
- ❷ その他

part Ⅱ シーンにあわせた診察

§1 疼痛

1 頭痛 （headache） 82

2 胸痛 （chest pain） 89

3 腹痛 （abdominal pain） 92

4 腰痛 （back pain） 96

5 関節痛 （joint pain） 99

§2 全身症状

1 疼痛以外の症状に対する共通のアプローチ 101

2 全身倦怠感 （fatigue） 102

3 体重減少 （weight loss） 111

§3 循環器・呼吸器症状

1 動悸 （palpitation） 113

2 呼吸困難 （dyspnea） 118

3 咳・痰 （cough / sputum） 122

§4 消化器症状

1 嘔気・嘔吐 （nausea / vomiting） 126

2 下痢・便秘 （diarrhea / constipation） 130

3 下血・血便 （blood in stool） 137

4 嚥下困難 （dysphagia） 140

§5 泌尿器症状

1 尿閉 （urinary retention） 142

2 男性性機能障害 （male sexual dysfunction） 149

§6 神経筋症状

1 麻痺 （paralysis） 153

2 めまい（vertigo / dizziness） ……………………………………… 156

§7 精神・皮膚症状ほか

1 睡眠障害（sleep disorder） ……………………………………… 164

2 皮膚症状（skin manifestation） ……………………………… 168

3 ドメステックバイオレンス（domestic violence） …………… 171

§8 小児科診察

1 小児の問診 ……………………………………………………… 174

2 乳児健診（health checkups） ………………………………… 179

3 発熱（fever） …………………………………………………… 191

4 遺尿症（enuresis） …………………………………………… 194

5 小児外傷（pediatric trauma） ………………………………… 197

§9 産婦人科診察

1 産婦人科の問診 ………………………………………………… 200

2 月経異常（abnormal bleeding patterns） ………………… 206

3 帯下（vaginal discharge） …………………………………… 209

4 子宮収縮（contraction） ……………………………………… 212

5 胎動減少（decreased fetal movement） …………………… 218

付録 Let's Try 英会話

付録1：会話例19　咳が止まらない …………………………………… 222

付録2：会話例20　最近寝付けないんです…実は… ………………… 229

付録3：会話例21　子どもが急に熱を出した！ ……………………… 235

索 引 …………………………………………………………………… 241

会話例

1. はじめまして ……………………… 16
2. 現病歴の問診：胸痛例 ………… 22
3. アレルギー歴 …………………… 26
4. 家族歴 …………………………… 28
5. 婦人科既往歴 …………………… 29
6. 飲酒歴 …………………………… 31
7. 薬物使用歴 ……………………… 32
8. 性交歴 …………………………… 33
9. 記憶障害，計算障害のテスト … 66
10. 突然，激しい頭痛が！ ………… 86
11. 最近，疲れやすいんです ……… 107
12. 突然，動悸がした ……………… 116
13. 昨日から下痢がひどくて，お腹も痛い ……………………………… 134
14. 近ごろ尿が出にくくなった …… 146
15. めまいがして気持ち悪い ……… 160
16. 小児科健診 ……………………… 188
17. 産婦の診察 ……………………… 204
18. 陣痛が始まった？ ……………… 215
19. 咳が止まらない ………………… 222
20. 最近寝付けないんです…実は… … 229
21. 子どもが急に熱を出した！ …… 235

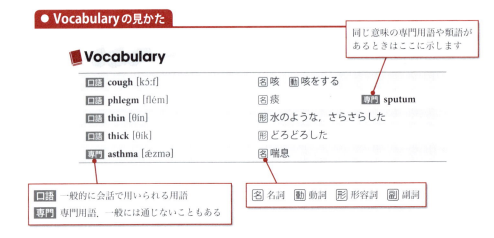

音声再生ページのご案内

- のある会話例の音声をwebで聴くことができます．
- 音声の再生にあたって，初回のみ羊土社会員へのご登録が必要となります．下記**1**〜**4**をご覧ください．

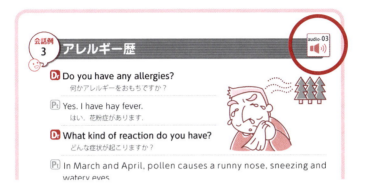

1 右の二次元バーコードを読み取り
羊土社ホームページ内
[書籍特典]ページにアクセスしてください

下記URL入力または「羊土社」で検索して羊土社ホームページのトップページからもアクセスいただけます
https://www.yodosha.co.jp/

2
- 羊土社会員の方　▶ ログインしてください
- 羊土社会員でない方　▶ [新規登録]ページよりお手続きのうえログインしてください

3 書籍特典ページの登録欄に下記コードをご入力ください

コード：**ytt - quol - hjkh**　※すべて半角アルファベット小文字

4 本書特典ページへのリンクが表示されます

※羊土社会員の登録が必要です．2回目以降のご利用の際はログインすればコード入力は不要です
※羊土社会員の詳細につきましては，羊土社HPをご覧ください
※付録特典サービスは，予告なく休止または中止することがございます．本サービスの提供情報は羊土社HPをご参照ください．

part I 診察のキホン

§1	問 診	14
§2	診察の進め方	36
§3	カウンセリング	73

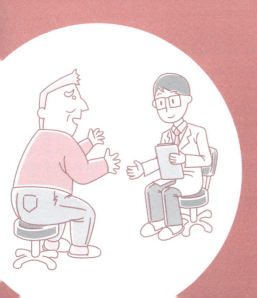

part I §1 問診

あいさつ

Point

- ☑ 日本語での診察と同様にあいさつ⇒自分紹介⇒開放型質問⇒閉鎖型質問といった形で問診をすすめる．

- ☑ 患者さんから情報を得る手段には，「開放型質問（open question）」と「閉鎖型質問（closed question）」の2種類がある．前者は「本日はどうされましたか？」や「それについて詳しくお話ししていただけますか？」など患者が自由に回答できる質問のしかたであるのに対し，後者は「頭痛はありますか？」や「大きな病気をしたことがありますか？」など「yes」「no」で答えられる質問である．

- ☑ 外国人患者の場合も同様に開放型質問から行うが，聞き取れなかった場合やわかりにくい場合には，後に閉鎖型質問で確認することも1つの方法である．

Vocabulary

口語	ask you some questions	問診する
口語	do the physical exam	診察する
口語	drape [dréɪp]	動 布で緩くカバーする．さりげなく置く．
		名 覆い布，無菌のカバー（手術や手技の際に使用する）

1 名前の確認

- 最初に患者の氏名（フルネーム）を確認する．発音がわからない場合には次のように患者にたずね，答えてもらうとよい．

    ex. **Excuse me, could you please tell me how to pronounce your name?**
    すみません，お名前を何と読んだらよいか教えてください．

    Excuse me, are you John? Could you please tell me how to pronounce your family name?
    すみません，ジョンさん．名字を何と読んだらよいか教えてください．

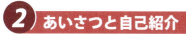 **あいさつと自己紹介**

- 名前を確認した後，自分の氏名，所属と，診察を担当させていただく旨を説明する．

  ex. ① Hello. My name is Dr. Ando. I'm a doctor at this clinic (/ hospital). Nice to meet you.

  こんにちは．私の名前は安藤と申します．当院の医師です．はじめまして．

  ② Today I would like to <u>ask you some questions</u> and <u>do the physical exam</u>.

  本日はいくつか問診と診察をさせていただきます．

  ### Advice

  握手（handshakes）は，あいさつの一環として行うことも多く，疼痛などで施行困難な状況でなければ，"Nice to meet you"と話す際に行う（eye contactを忘れずに）．

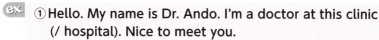 **Draping Technique**

- ベッドなどで横になっている場合，ブランケットやタオルなどかけるものがあれば次のように言いながら対応する．

  ex. Let me cover (/<u>drape</u>) you to make you more comfortable.

  少しでもご気分が良くなるようにこのブランケットをおかけしますね．

 開放型質問

- 前述の通り，回答のしかたを患者に委ねる開放型質問を使用し，日本人患者同様，「今日はどうされましたか？」などと，来院理由を聞くことから始める．

- あらかじめ主訴が分かっている場合には，症状を確認のうえ，「症状について詳しく教えてください」といった形で医療面接を開始する．

【主訴が不明の場合や再診の場合】

 How can I help you today?
　本日はどうされましたか？

What seems to be the problem?
　具合が悪いのはどこですか？

【主訴がわかっている場合】

I see you are here for a headache. Could you tell me more about it?
　本日は頭痛で来院されたのですね．もう少し詳しく教えて頂けますか？

 はじめまして

Dr Mr. John Smith?
　ジョン スミスさんですか？

Pt Yes. I'm John.
　そうです．ジョンです．

Dr Hello. My name is Dr. Endo. I'm a doctor at this hospital. Nice to meet you. Today I would like to ask you some questions and do the physical exam.
　こんにちは，スミスさん．私の名前は遠藤と申します．この病院の医師です．はじめまして．本日はいくつか問診と診察をさせていただきます．

Pt Nice to meet you too.
　はじめまして．

Dr Let me cover you to make you more comfortable.
　少しでもご気分が良くなるようにこのブランケットをおかけしますね．

Pt Thank you.
　ありがとうございます．

Dr Is there anything else I can do for you?
　ほかに私にできることはありますか？

Pt I have a severe headache. Bright light makes my headache worse. Could you dim the room a little?

今とても頭が痛く,明るい光がつらいです.少し部屋を暗くしてくれませんか?

Dr OK. So let me close this curtain. Is that OK?

わかりました.では部屋のカーテンを閉めますね.これでどうですか?

Pt OK. Thank you.

大丈夫です.ありがとうございます.

Dr Today I see you are here for a headache. Could you tell me more about it?

本日は頭痛で来院されたとのことですが,もう少し詳しく教えていただけますか?

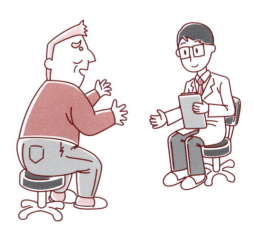

part I §1 問診

現病歴（疼痛に対する問診）

Point

- ☑ 日本語での診察同様に主訴に対する問診内容は決まっている．このため第一に疼痛に対するフレーズを暗記する．
- ☑ 疼痛に対する問診内容：①部位（site），②強さ（intensity），③質（quality），④はじまり（onset），⑤放散痛（radiation），⑥継続期間（duration），⑦増悪・軽快因子（aggravating and alleviating factors），⑧関連症状（associated symptoms）の8つである（SIQOR AAAと暗記するとよい）．

Vocabulary

口語 radiate [réɪdièɪt]	動 放散する		
口語 aggravate [ǽgrəvèɪt]	動（病気，病状が）悪化する	類語 make (the symptom) worse
口語 alleviate [əlíːvièɪt]	動（病気，病状が）改善する	類語 make (the symptom) better
口語 phlegm [flém]	名 痰	専門 sputum [spjúːtəm]

1 痛みの部位（site）

- 症状の位置や範囲について聴取する．"Could you show me～？"を使用し，**患者に疼痛部位を指してもらうとより理解しやすい．**

ex. **Where do you feel the pain?**
どこが痛みますか？

Could you show me where it hurts?
どこが痛いか示していただけますか？

2 痛みの強さ（intensity）

- 疼痛の強度は，数字を用いて聞くことで患者自身も回答しやすく，また医師側も理解しやすい．

On a scale of 1 to 10, 10 being the worst pain of your life. How strong is your pain?
> これまでで最も強い痛みを10とすると痛みはどれくらいの強さですか？

3) 痛みの質（quality）

- 日本語で痛みを表現する際，「ズキズキ」，「シクシク」，「ギューッとした」などといった言い回しを利用する．英語も同様であり，決まった表現がある．これらを提示することで患者が痛みを表しやすくなる（表）．

【腹痛例】

 Is it sharp, dull, burning, cramping or pulsating?
> 痛みは刺されるような感じ，鈍い感じ，焼けるような感じ，差し込むような感じ，もしくはドクンドクンと拍動するような感じのどれでしょうか？

【頭痛例】

 Is it sharp, throbbing or squeezing?
> 痛みは刺されるような痛み，ズキズキする痛み，もしくは絞られるようなギューッとする痛みのいずれでしょうか？

【胸痛例】

 Is it sharp, squeezing, burning, or pressure-like?
> 痛みは刺されるような痛み，絞られるようなギューとした痛み，焼けるような痛み，もしくは圧迫される感じのいずれでしょうか？

❖ 表　痛みの表現

表現	使い分け	使われる状況
sharp	刺されるような感じ．ズキズキする痛み	腹痛・頭痛・胸痛
dull	鈍痛	腹痛
burning	焼けるような感じ	腹痛・胸痛
cramping	差し込むような感じ．ギューッとした痛み	腹痛
pulsating	ドクンドクンと拍動するような感じ	腹痛
throbbing	ズキズキした痛み	頭痛
squeezing	絞られるようなギューッとする痛み	頭痛・胸痛
pressure-like	圧迫される感じ	胸痛

4) 痛みのはじまり（onset）

● 症状がいつから出現し，それがどのように発症したのかが，鑑別診断において重要である．

ex. **When did it start?**

症状（痛み）はいつからはじまりましたか？

How many hours have you had this pain?

この症状（痛み）は何時間前からはじまりましたか？

Did it start suddenly or gradually?

症状（痛み）は，突然はじまったのですか？それとも徐々に痛み出したのですか？

5) 放散痛の有無（radiation）

● 放散痛は，原疾患の原因部位から離れた場所に広がる関連痛である（例：心筋梗塞では前胸部から左肩や背中，歯などに痛みが広がる）．

ex. **Does the pain spread(/move) anywhere?**

痛みはどこかに広がりますか？

6) 痛みの持続期間や変化（duration）

● 症状の経時的変化について聴取する．症状は**増悪しているのか，変わらないのか**，また症状が間欠的なものである場合は，**その持続時間・周期性の有無**について確認する．

ex. **Is it getting better or getting worse?**

痛みは良くなっていますか，それとも悪くなっていますか？

Does the pain change throughout the day?

一日のうちで，痛みの変化はありますか？

How long does it last?

どれくらい続きしますか？

How often does it come on?

どれくらいの頻度で痛みが生じますか？

20　やさしい英語で外来診療　新装版

7 痛みの増悪・軽快因子（aggravating and alleviating factors）

- **疼痛の増悪，軽快因子の聴取をする**ことは，鑑別診断を行ううえで重要になる．
- 例えば症状が心窩部痛の場合，急性胃炎や胃潰瘍では食後に増悪するが，十二指腸潰瘍では空腹時に増悪し，食後に軽快する．また，狭心症では労作時に増悪し，安静で軽快するが食事とは関連しない．これらの情報は診断にあたっての手掛かりになる．

> **ex.** **Does anything make it worse?**
> 症状（痛み）が悪くなるきっかけはありますか？
>
> **Does anything make it better?**
> 症状（痛み）が良くなるきっかけはありますか？

8 関連症状（associated symptoms）

- 関連症状は，原疾患と病態生理学的な関連があるために主症状に加えて生じる症状のことであり，その存在の有無は病態把握のために重要である．
- 関連症状がないことも重要な手がかりとなる．例えば，主訴が慢性咳嗽の場合，胸やけ・心窩部痛を有していなければ，鑑別診断の1つである胃食道逆流症の可能性は低くなる．

> **ex.** **Do you have a fever (/ dizziness / a cough / phlegm)?**
> 熱（/ めまい / 咳 / 痰）はありますか？
>
> **Do you feel nauseated (/ difficulty breathing / numbness)?**
> 気持ちが悪いですか？（呼吸のしづらさはありますか？ / しびれはありますか？）
>
> **Have you vomited? (/ Have you thrown up?)**
> 吐いたりしましたか？

Advice

"痰"について：sputum は医学用語であるため，通じないことが多い．phlegm（フレム）もしくは anything come up with your cough と言った方がよい．

会話例 2 現病歴の問診：胸痛例

Dr Mr. Smith. How can I help you today?
スミスさん，本日はどうされましたか？

Pt I have pain in my chest. It's extremely painful.
胸が痛いです．とてもつらいです．

Dr OK. Could you tell me more about it?
その症状について詳しく教えていただけますか？

Pt Yes. Today this pain began while I was gardening. I have never had pain this severe.
はい．今日，庭の手入れをしていたら痛みがはじまりました．こんなに痛いのは初めてです．

Dr When did it start?
その痛みはいつからはじまりましたか？

Pt 2 hours ago.
2時間前です．

Dr Did it start suddenly or gradually?
突然ですか？それとも徐々に痛みが出たのですか？

Pt Suddenly.
突然はじまりました．

Dr Is it getting better or worse?
よくなっていますか？それとも悪くなっていますか？

Pt It's the same.
同じです．

Dr On a scale of 1 to 10, 10 being the worst pain of your life. How strong is your pain?
これまでで最も強い痛みを10とすると，今の痛みはどれくらいの強さですか？

Pt It's 10. It's terrible.
10です．とても痛いです．

Dr Could you show me where it hurts?
どこが痛いか示して頂けますか？

Pt Ah... Around here.
えーと，この辺りです．

Dr Does the pain spread anywhere?
痛みはどこかに広がりますか？

Pt Yeah. It spreads to my left shoulder and jaw.
はい．左肩とあごの辺に広がっています．

Dr Is it sharp, squeezing, burning, or pressure-like?
その痛みは刺されるような痛み，ズキズキする感じ，焼けるような痛み，もしくは圧迫される感じのいずれでしょうか？

Pt It's pressure-like.
圧迫されるような感じです．

Dr Does anything make it worse?
痛みが悪くなるきっかけはありますか？

Pt Yeah...Moving, breathing,...everything makes it worse.
動いたり，呼吸したり...何をしても痛いです．

Dr OK. Does anything make it better?
痛みが軽くなるきっかけはありますか？

Pt Nothing.
ありません．

Dr Do you have a cough or phlegm?
咳や痰はでますか？

Pt No.
いいえ．

Dr Have you thrown up?
吐きましたか？

Pt Yeah, I've thrown up twice.
はい，2回吐きました．

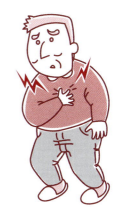

§1 問診

3 現病歴以外の問診

Point

- 現病歴を聴取し，鑑別疾患を頭に浮かべた後，次に review of system (ROS) を行い，さらに鑑別疾患を絞っていく．

- 時間の限られた外来時間内で ROS を聴取するため，診断に直接関係する症状を問診する．ROS は各疾患で異なるため，詳細は Part II の各項で説明する．

- ROS を聴取した後，既往歴・家族歴・喫煙歴など現病歴以外の情報を収集する．これらは，①同様症状の有無（previous episodes），②アレルギー（allergy），③内服薬（medication），④既往歴／入院歴（past medical history / hospitalization），⑤家族歴（family history），⑥婦人科疾患（女性の場合のみ：obstetrical history），⑦喫煙歴（smoking history），⑧生活歴（social history），などである（PAMHFOSS と暗記するとよい）．

- 問診の最後に内容を手短にまとめ，要約し，聞き取った内容に間違いがないか確認する．

Vocabulary

口語 be hospitalized	動 入院する	
口語 having a medical exam	名 受診	類語 seeing a doctor
口語 take medication	動 薬物治療を受ける	
口語 miscarriage [mɪskǽrɪdʒ]	名 流産	
口語 abortion [əbɔ́ːʃən]	名 人工流産，妊娠中絶	
口語 recreational [rèkriéɪʃənl]	形 娯楽的な	
	（drug と組み合わせることにより口語で薬物となる）	

Advice

ROS の例：胸痛（chest pain）の場合，胸やけ〔GERD（胃食道逆流症）〕，呼吸困難（肺塞栓，気胸），動悸（不整脈），冷や汗（狭心症）など，診断に直接関係するところから徐々に聞く．

1) 導入

- 現病歴以外の問診に移る前に，話の内容が変わる旨の説明をする．

    ex. Mr. Smith, next I would like to ask you some questions about your health in the past.
    わかりました，スミスさん．それでは次に，これまでの病歴などを聞かせて頂けますか？

2) 同様症状の有無（previous episodes of chief complaint）

- これまでに同様の症状を経験したことがあるかについて確認する．

    ex. Have you ever had a similar problem before?
    Have you had this symptom before?
    これまでに同様の症状はありましたか？

- 周囲の症状の有無についても聴取する．

    ex. Does anyone you know have the same problem?
    お知り合いの方で同じ症状の方はいますか？

3) アレルギー歴（allergy）

- アレルギーの有無についての確認は，診断だけでなく，治療で投薬や処置を行う際にも重要になる．

    ex. Do you have any allergies?
    何かアレルギーをおもちですか？

    Are you allergic to any medication (/ any food / anything else)?
    薬（/ 食物 / 他に何か）にアレルギーはありますか？

- もし患者がアレルギーを有しているようであればその詳細を聴取する．peanuts（ピーナッツ），shellfish（カニ，エビなど），bleach（漂白剤），latex（ラテックス）などが代表的である．

    Advice
    latexの発音はレイテックス[léɪteks] となるので，注意が必要である．

会話例 3　アレルギー歴

Dr Do you have any allergies?
何かアレルギーをおもちですか？

Pt Yes. I have hay fever.
はい．花粉症があります．

Dr What kind of reaction do you have?
どんな症状が起こりますか？

Pt In March and April, pollen causes a runny nose, sneezing and watery eyes.
3月と4月は花粉のせいで鼻水，くしゃみと涙が止まらなくなります．

Dr OK. So you have pollen allergy. Anything else you can tell me about your allergies?
そうですか．花粉症をおもちなのですね．そのほか，アレルギーに関してお話しいただけることはありますか？

Pt No.
いいえありません．

4　既往歴 / 入院歴（past medical history / hospitalization）

● 過去の健康状態および病歴の聴取を行う．罹患歴のある疾患・外傷については，罹患時の年齢・診断名・治療の有無とその内容，手術の有無など，系統立てて聴取する．

ex. Have you ever had a health problem?
これまでに健康上の問題を指摘されたことはありますか？

Have you ever stayed in a hospital?
Have you ever been hospitalized?
これまでに入院したことはありますか？

Have you ever had any surgery?
これまでに手術を受けたことはありますか？

5 内服歴 (medication)

- **内服歴の有無**を確認し，現在，高血圧や糖尿病など慢性疾患に対して薬を内服中の患者さんに対しては，**内服コンプライアンス**について確認する．

    ex. Are you taking any medication?
    現在，何か薬を飲んでいらっしゃいますか？

    Are you currently taking any supplements?
    現在，サプリメントなどを飲んでらっしゃいますか？

    Are you taking it everyday?
    毎日内服してらっしゃいますか？

- 内服歴のある場合には変更の有無を確認する．

    ex. Have you had any changes in your medication?
    内服薬の処方変更はありましたか？

6 家族歴 (family history)

- **家族内に同様症状を有する**者がいるか，**悪性腫瘍や心疾患など重篤な疾患を有する者**がいるか，といった情報は，現在の主訴との関連を考えるうえで重要である．

    ex. Are there any health problems running in your family?
    ご家族で何か健康上の問題がある方はいらっしゃいますか？

    Does anyone in your family have the same problem that you have?
    ご家族で同じ問題を抱えておられる方はいらっしゃいますか？

    Has anyone in your family had any serious illness (cancer / high blood sugar / high blood pressure)?
    ご家族で重い病気（がん / 糖尿病 / 高血圧）を抱えておられる方はいらっしゃいますか？

> 糖尿病について聞きたい場合はdiabetes, high blood sugarどちらを用いてもよい．

会話例 4　家族歴

Dr Mr. Smith. I would like to ask you some questions about your family's health history.
スミスさん．それではご家族の健康についてお聞きします．

Pt OK.
わかりました．

Dr Has anyone in your family had any serious illness?
ご家族で重い病気をおもちの方はいらっしゃいますか？

Pt Ah…My dad died of lung cancer when he was 60 years old.
えー．父は肺がんで60歳の時に亡くなりました．

Dr I'm sorry to hear that. Anything else?
それはお気の毒ですね．他に何かありますか？

Pt Oh thank you. And my mother has diabetes and high blood pressure. So she is taking some medications.
ありがとうございます．母は糖尿病と高血圧を患っており，薬を飲んでいます．

Dr OK. Thank you.
なるほど．ありがとうございました．

Advice
身内の不幸を話してもらった際には "I'm sorry to hear that." などと言って共感を示すことで信頼関係をより強くすることができる．

7　産婦人科の既往歴（obstetrical history）

- 女性を診察する際には，妊娠の可能性や月経歴，婦人科的既往歴を聴取する．
- G（gravidity：妊娠回数），P（para：経産回数）を聴取し，カルテにもG2P2（妊娠2回，経産2回）などと記載する．また，流産や中絶の既往も聴取する．

 How many times have you given birth?
出産は何度経験されましたか？

会話例 5　婦人科既往歴

Dr Have you ever been pregnant?
これまでに妊娠されたことはありますか？

Pt Yes.
はい．

Dr How many times have you been pregnant?
これまでに何度妊娠されましたか？

Pt Twice.
2回です．

Dr How many children do you have?
お子さんは何人いらっしゃいますか？

Pt I have 2 kids. A 5 year-old-girl and a 2 year-old-boy.
2人います．5歳の娘と2歳の息子がいます．

Dr OK. Thank you. Have you ever had a miscarriage or abortion?
わかりました．ありがとうございます．これまでに流産や中絶をされたことはありますか？

Pt No, never.
いいえ，ありません．

> 流産（miscarriage）や中絶（abortion）の既往があった場合には，家族歴同様に "I'm sorry to hear that." などと言って，共感を示すとよい．

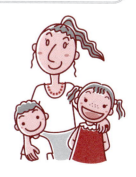

8 喫煙歴 (smoking history)

- 喫煙歴を有する症例については**1日の本数**と**期間**も同時に聴取する.

ex. **Have you ever smoked?**
タバコを吸ったことはありますか？

【もし回答がyesであれば】

ex. **How many packs a day (do you smoke)?**
1日に何パック（1パック＝20本）吸っていますか？

How many years (have you smoked)?
何年間吸っていますか？

Advice

"Do you smoke?"は，"現在，タバコを吸っていますか？"という意味になるため，"No."の回答が得られても，「喫煙歴なし」という意味にはならないので注意する.

9 生活歴 (social history)

飲酒歴

- 飲酒歴を有する場合，量について問診し，その量が多い場合には，CAGE question（後述）を行う.

ex. **Do you drink alcohol?**
お酒を飲まれますか？

【もし回答がyesであれば】

ex. **How much do you drink in a day?**
How many drinks do you have in a day?
1日あたりどれ位飲まれますか？

- 男性は2ボトル/日（14ボトル/週），女性は1ボトル/日（7ボトル/週）以上飲酒しているようであれば，alcohol abuse（中毒者）の可能性を考慮し，

CAGE questionnaireを聴取する（CAGE：**C**ut down, **A**nnoyed by criticism, **G**uilty feeling, **E**ye-opener）.

- 2項目以上"yes"の回答が得られた場合には，飲酒量を減らすようカウンセリングを行う（John A Ening：JAMA, 252：1905-1907, 1984）.

  ex. ① **Have you ever felt a need to cut down on your drinking?**
  これまでにご自身で飲酒量を減らした方がよいと思ったことはありますか？

  ② **Have you ever felt annoyed when criticised about your drinking?**
  これまでにあなたの飲酒に関して批判を受け，不快な思いをしたことはありますか？

  ③ **Have you ever felt guilty about drinking?**
  これまでにあなたの飲酒に関して罪悪感を感じたことはありますか？

  ④ **Have you ever had a drink first thing in the morning?**
  これまでに起きてすぐに飲酒した経験はありますか？

 会話例 6　飲酒歴

Dr **Do you drink alcohol?**
お酒を飲まれますか？

Pt Yes, 3 to 4 glasses a day.
1日3〜4杯くらい飲みます．

Dr **Have you ever felt a need to cut down on your drinking?**
これまでにご自身で飲酒量を減らした方がよいと思ったことはありますか？

Pt No.
いいえ．

Dr **Have you ever felt annoyed when cristicised about your drinking?**
これまでにあなたの飲酒に関して批判を受け，不快な思いをしたことはありますか？

Pt No.
いいえ．

Dr Have you ever felt guilty about drinking?
これまでにあなたの飲酒に関して罪悪感を感じたことはありますか？

Pt No.
いいえ．

Dr Have you ever had a drink first thing in the morning?
これまでに起きてすぐに飲酒した経験はありますか？

Pt No.
いいえ．

薬物使用歴

- 本邦では違法な薬について聞くことは少ないが，米国では初診時に問診することが多い．
- 薬物歴を有する場合，薬物の経験，使用期間や頻度を確認する．

 会話例 7 薬物使用歴 audio-07

Dr Have you ever used recreational drugs?
これまでに違法な薬物を使用したことがありますか？

Pt Yes.
はい．

Dr What kind of drugs have you used?
どんな種類の薬物を使用したのですか？

Pt Sometimes I still use "cocaine" when I can get it.
手に入ったときだけですが，コカインを時々使用します．

Dr When was the last time you used?
最後に使用したのはいつですか？

Pt Last night.
昨晩です．

性交歴

- 性交歴（sexual history）は，泌尿器疾患や婦人科系疾患のみならず，発熱や腹痛など内科疾患の鑑別においても重要である．
- 性交歴を有する場合，**相手の人数，性別やこれまでSTDの既往やHIV検査の施行歴があるか確認する．**
- 唐突に尋ねると驚かれることがあるので，説明をした後に詳細な問診を行う．

会話例 8 性交歴

Dr Mr. Smith, I would like to ask you some questions about your sexual history. These are routine questions and I ask all of my patients. Everything we discuss is confidential. Is that OK?
スミスさん．これから性交歴についていくつかの質問をしたいと思います．これらは一般的な質問であり，私はすべての患者さんに尋ねています．お話しいただいた事項はすべて内密なものとさせていただきます．お聞きしてもよろしいですか？

Pt Sure.
はい．

Dr Are you sexually active?
現在，あなたは性生活を営んでいますか？

Pt Yes.
はい．

Dr How many partners have you had in the last 6 months.
ここ最近6ヵ月で，何人の相手と性交渉をしましたか？

Pt Two.
2人です．

Dr Were your partners men or women?
相手は男性ですか？女性ですか？

Pt Just women.
女性だけです．

Dr **Have you ever checked for HIV?**
これまでにHIVのチェックを行ったことがありますか？

Pt Yes, 2 years ago. It was negative.
はい．2年前に受けたことがあります．結果は陰性でした．

Dr **Have you ever had a sexually transmitted disease?**
これまでにSTDにかかったことはありますか？

Pt Never.
いいえありません．

Dr **Thank you.**
ありがとうございます．

職業歴

● 鑑別診断や治療計画を進めるにあたり，職業歴の聴取は重要となる．また**仕事上でのストレスの有無**を聴取することも重要である．

● 例えば，コンピューターを長時間使用する仕事では，頭痛，眼精疲労やドライアイが，また腰を曲げて行う仕事（農業など）では腰痛が生じやすいなどの傾向がある．**仕事内容が事務的なものか，肉体労働か，特定の肢位をとるものか**を知ることは，診断の手助りになる．

ex. **What is your work?**
あなたの仕事は何ですか？

What do you do for a living?
お仕事は何ですか？

Have you been under unusual stress at your work?
仕事で普通ではないようなストレスを感じたりしていますか？

10 問診のまとめ

● 問診がひと通り終わり鑑別診断を複数あげたら，診察へと移る．この際，これまで聴取した内容は簡単にまとめ，確認する．

● サマリーは，短く，詳細にかつ医学用語を使用しないように注意し，1～2文でまとめる．最後に "Is that correct?" "Is that OK?" などと確認をする．

34　やさしい英語で外来診療　新装版

● 下記に例を記載する．①問診をまとめることの確認，②主訴の確認，③主訴の詳細もしくは随伴症状の確認，④質問がないか，を短く4文程度でまとめる．

ex. ①OK, Mr. Smith, let's summarize your case. ②You have a constant, throbbing headache which started 2 hours ago. ③You have vomited twice but you have not noticed any visual change. ④Is that correct?

> わかりました，スミスさん．それではこれまでのお話をまとめてみましょう．本日は，2時間前から始まったズキズキとする頭痛のため受診していただきました．これまで2回吐いたとのことですが，見え方などに変化はないのですね．よろしいですか？

①OK, Mr. Johnson, let's go over what we've found. ②You have a sudden onset of heavy chest pain which started 30 minutes ago. ③The pain radiates to the left arm and you feel difficulty breathing and nausea. ④Is there anything else you want to add?

> わかりました，ジョンソンさん．それではこれまでのお話をまとめてみます．本日は，30分前から始まった強い胸痛のため受診していただきました．痛みは左肩の方に放散し，呼吸の苦しさや嘔気があるのですね．そのほか，何か言っておきたい症状などはありますか？

11) 診察の前に

● 問診内容の確認が終わったら診察へ移る旨を説明し，手洗いを行う（消毒洗浄ジェルなどで代用可能）．

ex. OK, Mr. Smith. Next I would like to do the physical exam. Just a moment, please. I'll wash my hands.

> それではスミスさん，次に診察へ移りたいと思います．少しお待ちください．手を洗ってきます．

part I §2 診察の進め方

1 心血管系の診察

Point

- ☑ 循環器・呼吸器症状のほか,下腿浮腫など,鑑別診断に循環器疾患が挙げられる場合,心血管系の診察を行う.
- ☑ まず座位で四肢(脈拍,下腿浮腫),胸部の触診・聴診を行う.その後,患者を起座位もしくはセミファウラー位にし,頸部(頸静脈)の診察を行う.
- ☑ 胸痛や呼吸困難などの症状を有する患者は,状態に応じて臥位もしくは起座位のままで全ての診察を行う.
- ☑ いずれも,診察前に何を行うか簡単に説明する.

Vocabulary

口語	press [prés]	動 押す
口語	press on	動 押し付ける
口語	breath [bréθ]	名 呼吸
口語	take a deep breath	深呼吸をする
口語	breathe [bríːð]	動 呼吸する
口語	lie down on one's back	あおむけになる
口語	lie down on one's face	うつぶせになる

1 胸部の診察

視診

- 上着を脱いでもらい,心尖拍動,胸壁拍動の確認をする.

① Mr. Smith. First, I'm going to check your heart. May I untie your gown?

ではスミスさん．はじめに心臓の診察をします．ガウンを外してよいですか？

Please raise your shirt (/ dress).

服を上げていただけますか？

② Thank you. Let me take a look.

ありがとうございます．まずは視診を行います．

女性の場合には胸部を診察する際，"please lift your breast." といって乳房を持ち上げてもらう．

触診

- 心尖拍動の位置と広がりを手掌と指先で確認し，その後，前胸部の胸壁拍動を手掌で確認する（図1）．

 OK. Next, I need to press on your chest. Please tell me if it hurts.

次に胸の触診をします．もし痛ければおっしゃって下さい．

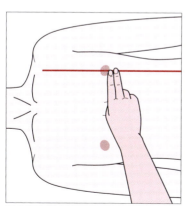 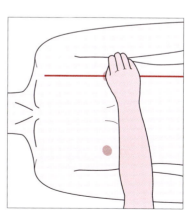

図1 ❖ 胸部の触診

聴診

- ①聴診器にて4領域（心尖部・三尖弁領域・肺動脈弁領域・大動脈弁領域）を聴診し，Ⅰ音とⅡ音を同定する．②Ⅲ音，Ⅳ音の有無と収縮期雑音や拡張期雑音の有無を確認する（図2）．
- 聴診器をあてる前に聴診器の表面をこするなどして，患者さんに冷たい思いをさせないよう心がける．

> **ex.**
> ① Next I'm going to listen to your heart using this device.
>   それでは次に，心臓の音をこの器具（聴診器）を使って聴きたいと思います．
>
> ② OK, Thank you. I need to listen to your lungs. Please take a deep breath.
>   Breathe in. Breathe out. Breathe in…
>   ありがとうございます．呼吸音も聞かせて下さい．
>   深呼吸をして下さい．吸ってー．吐いてー．吸ってー…

👆Advice

breathは名詞で「呼吸」であるのに対し，breatheは「呼吸する」という意味の動詞である．発音も"ブレス"と"ブリーズ"で異なるため注意する．

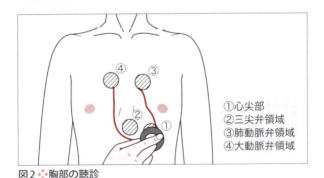

図2 ❖ 胸部の聴診

①心尖部
②三尖弁領域
③肺動脈弁領域
④大動脈弁領域

2 四肢の診察

上肢の診察

- ①両側の橈骨動脈を同時に触れて脈拍の左右差を調べる（図3）．動脈硬化性疾患が疑われる場合には肘関節掌側を触れ，上腕動脈の左右差も確認する．②チアノーゼの有無を確認するため爪や指の変色を見る．

ex. **I'm going to check your pulse.**
脈を確認します．

Let me check your nails.
爪をチェックさせてください．

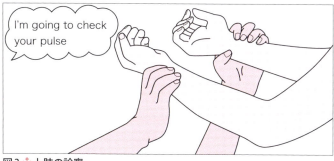

図3 ❖ 上肢の診察

下肢の診察

- ①下腿浮腫を確認する．②動脈硬化性疾患が疑われる場合には，膝窩動脈，後脛骨動脈，足背動脈の触診を行い，左右差を確認する（**図4**）．

ex. **I'm going to check your legs for swelling.**
浮腫がないか足をチェックさせて下さい．

I need to check your pulse in your legs.
足の動脈の拍動を確認します．

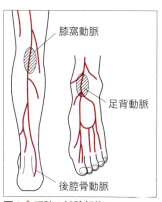

図4 ❖ 下肢の触診部位

③ 頸部の診察

視診

- 頸静脈怒張の有無を確認するため，①患者さんを仰臥位とし，ベッドの角度を約30°上げ（セミファウラー位，図5），首を軽く反対側へ反らせる．②頸部に接線方向の光を当て観察する．

    ex. **Next, I'm going to check your neck. Please lie down on your back.**
    次に首の診察をします．あお向けになって下さい．

    Please look to the left. OK, let's take a look..
    左を向いてください．はい，それでは観察します．

聴診

- 頸動脈雑音（頸部で聴取される収縮期雑音）の有無を確認する（図6）．

    ex. **I need to listen to your neck.**
    Breathe in. Breathe out. Breathe in. Breathe out.
    Please hold your breath....Thank you, and relax.
    首の聴診をします．
    吸ってー．吐いてー．吸ってー．吐いてー．
    それでは止めてください…ありがとうございます．楽にしてください．

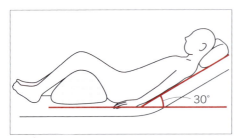

図5 ❖ セミファウラー位

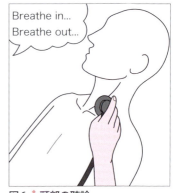

図6 ❖ 頸部の聴診

part **I** §2 診察の進め方

2 呼吸器系の診察

Point

☑ 咳嗽，呼吸困難，胸痛など呼吸器，循環器症状のほかに，喫煙歴を有する症例などでは，呼吸器系の診察を行う．

☑ 視診→触診→打診→聴診の順に診察する．前胸部と背部のいずれも同様に行う．

1 前胸部，背部の診察

視診

● 胸部全体を露出した後，**胸郭の変形，皮疹，手術痕の有無**を確認する．

● 胸郭の動きを観察し，**呼吸数の測定，呼吸のリズム，深さ，胸郭運動の左右差**などを確認する．

ex. ① Mr. Smith. I'm going to check your chest. May I untie your gown?

では，スミスさん．胸の診察をしますので，ガウンを外してよいですか？

Please raise your shirt (/ dress).

服を上げていただけますか？

② Thank you. Let me take a look.

ありがとうございます．まずは視診を行います．

触診

● 触診にて再度，**胸郭運動の左右差や胸郭拡張度**の観察を行う．

ex. OK. Next, let me press on your chest. Please tell me if it hurts.

次に胸の触診をします．もし痛ければおっしゃってください．

I-§2 診察の進め方 **41**

触覚振盪音の確認

- 触診を行った後，胸水の有無を確認するため，触覚振盪音（tactile fremitus）を診る．日本人には大きな声で「ひと〜つ」と言ってもらい，両手で振盪音の左右差を比較するが，英語の場合**「99（ninety nine）」と発声**してもらう（**図1**）．
- 前胸部もしくは背部の3ヵ所で行う．

> **ex.** **Please say "ninety nine". Again. Again. Thank you.**
> "99"と言って下さい．もう一度．もう一度．ありがとうございます．

打診

- 手を広げ，中指のDIP関節部を，逆の手の中指で弾むように2回ずつ叩き，打診する（**図2**）．
- 肺尖・側胸部を含めた胸部全体を打診し，**左右差を確認**する．その後，鎖骨中線上で頭側から打診し，**肺肝境界を確認**する．

> **ex.** **Now, I'm going to tap on your chest.**
> それでは胸の打診をします．

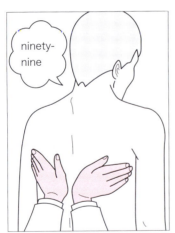

図1 ❖ 触覚振盪音の確認

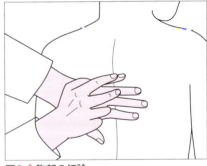

図2 ❖ 胸部の打診

聴診

- 深呼吸をしてもらい，呼気と吸気の両方を聴診する．
- 肺尖・側胸部を含めた胸部全体を聴診し，**肺胞呼吸音，気管支呼吸音，気管呼吸音**を確認する．

> **ex.** Next, I'm going to listen to your lungs using this device. Please take a deep breath.
> Breathe in. Breathe out. Breathe in…
>
> それでは次に，呼吸音をこの器具（聴診器）を使って聞きたいと思います．深呼吸をして下さい．
> 吸ってー．吐いてー．吸ってー…

❷ 爪の診察

- 呼吸器症状を有する患者さんや喫煙者では，**爪の変形（ばち状指など）や色の変化（チアノーゼの有無）を確認する**．ばち状指（指の先端が広くなり，爪の付け根の角度がなくなった状態）を有する場合，慢性肺疾患の存在を疑う（**図3**）．

> **ex.** Let me check your nails. Let's take a look.
>
> 爪の診察をしますので，見せていただけますか．

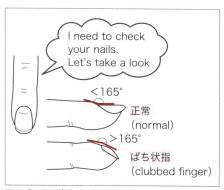

図3 ❖ 爪の診察

part I §2 診察の進め方

3 腹部の診察

Point

- ☑ 腹痛・下痢・嘔吐などの消化器症状のほかに，体重減少や倦怠感など，その鑑別診断に悪性腫瘍の存在が疑われる場合，腹部の診察を行う．

- ☑ 腹直筋の緊張緩和のため，下肢の屈曲を行う（高齢者など下肢筋力が低下している患者には，屈曲を保持すると腹筋を緊張させるため伸展位で行う）．

- ☑ 視診→聴診→打診→触診の順に診察する．腹痛を訴える患者では，疼痛部位の診察は最後に行う．

- ☑ abdomen（腹部）は医学用語である．診察の際には，"stomach area"，"belly" や "tummy"（小児に対して）などの単語を使用する．

Vocabulary

口語 belly [béli]	名 腹部	専門 abdomen [ǽbdámənə]
口語 tummy [támi]	名 ぽんぽん，おなか	類語 stomach area
口語 bend [bénd]	動 曲げる	
口語 let go	動 放す	

1 腹部の視診

● 腹部全体を露出した後，皮疹，手術痕の有無や疼痛部位について確認する．

ex. ① Mr. Smith. I'm going to check your belly. May I untie your gown?
スミスさん．腹部の診察をしますので，ガウンを外してよいですか？

Please raise your shirt (/ dress).
服を上げていただけますか？

② Thank you. Please bend your knees.
ありがとうございます．膝を曲げていただけますか？

③ **Thank you. Let me take a look. Could you show me where it hurts?**
　ありがとうございます．まずは視診を行います．どこが痛いか示していただけますか？

2 腹部の聴診

● 腹壁の1〜2カ所に膜型聴診器を軽く当てて，10秒程度**腸蠕動音や血管音を聴診**する．

> **ex.** **I'm going to listen to your belly using this device.**
> この器具（聴診器）を使ってお腹の音を聴きたいと思います．

3 腹部の打診

● 腹部全体を打診し，異常音の有無を確認する．打診の際，**疼痛の有無を口頭**で確認する（図1）．

> **ex.** **Now, I need to tap on your belly. Please tell me if it hurts. (Do you have) Any pain?**
> 次にお腹の打診をします．痛かったらおっしゃって下さい．
> 痛いですか？

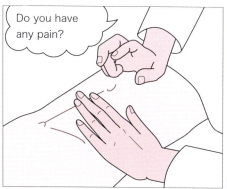

図1 ❖ 腹部の打診

④ 腹部の触診

腹部の触診

- 触診はゆっくりと，患者さんの表情を見ながら行う．
- 腹壁に手掌全体を置き，徐々に指先を腹部に沈めていく．指先で腹筋の緊張の変化を感じ，その後その緊張が緩まない場合には「筋性防御」をきたす腹膜炎などの存在を疑う．

> **ex.** Next, I'm going to press a little on your belly. Please tell me if it hurts.
>
> 次に腹部を軽く押すので，痛ければおっしゃって下さい．
>
> I need to press on your stomach area deeply. Please tell me if it hurts.
>
> それではもう少し強く押すので，痛ければおっしゃって下さい．

反跳痛の確認

- 圧痛がある場合，**圧迫してから急に手を離すと痛みが強くなるか否かを確認**する．増強する場合，反跳痛（Blumberg's sign）陽性であり，腹膜炎などの疾患を考慮する（図2）．

> **ex.** Now, I need to press around here. I'm going to press, and let go suddenly. Please tell me which is more painful. Is that OK?
>
> それではこの辺りをもう一度押します．押した後，パッと手を放すので，押した時と後，どちらが痛いか教えて下さい．よろしいですか？

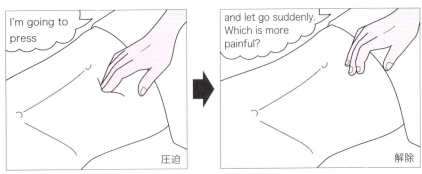

図2 ❖ Blumberg's sign

肝臓の触診（Murphy's sign の確認）

- 肝下縁に沿って触診指を当て，息を深く吸ってもらう．その後，息を吐いてもらう際に指を腹壁に沈め，肝臓を触知する．
- 深吸気では横隔膜の低下に伴い，肝臓と胆嚢が下方へ移動する．胆嚢炎や胆石症では，この際に炎症を起こした胆嚢が触診で押し込まれた腹壁にあたるため，突然鋭い痛みを感じ，その瞬間に吸気を止める．この現象を Murphy's sign と呼ぶ（図3）．

> **ex.** I need to press around here. Tell me if it hurts.
> Please take a deep breath. Breathe in… OK, please breathe out.
>
> それではこの辺り（右季肋部）を押します．痛ければおっしゃって下さい．深呼吸をして下さい．吸ってー…いいです．それでは吐いて下さい．

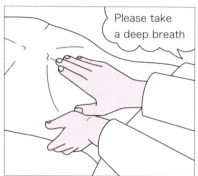

図3 ❖ 肝臓の触診

脾臓の触診

- 患者を右側臥位にして触診する（図4）．通常，脾臓は触知困難であるため，触れる場合には脾腫大を疑う．

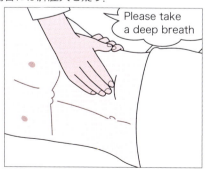

図4 ❖ 脾臓の触診

ex. ① OK, next I'm going to check your spleen. Please turn to the right.

それでは次に脾臓の触診をします．右を向いて下さい．

ex. ② I need to press around here. Tell me if it hurts. Please take a deep breath. Breathe in... OK, please breathe out.

この辺り（左側腹部）を押しますので，痛ければおっしゃって下さい．深呼吸をして下さい．吸ってー．はい，それでは吐いて下さい．

急性虫垂炎に関与する触診

● Rovsing sign

● 左下腹部を圧迫すると，腸管内のガスが回盲部へ移動することで右下腹部に疼痛が生じる所見である（**図5A**）．

ex. I need to press around here. Please tell me if it hurts.

この辺り（左下腹部）を押すので，痛かったらおっしゃって下さい．

● Rosenstein sign

● 左側臥位でMcBurney点（臍と右上前腸骨を結ぶ線上の外側）を圧迫すると圧痛が強くなる所見（**図5B**）．左側臥位で小腸が左側に移動することで腸間膜が緊張し，虫垂を腹壁から直接圧迫することができるようになるので，圧痛が強くなる．

ex. Please turn to the left side. I need to press around here. Please tell me if it hurts.

左を向いて下さい．この辺り（McBurney点）を押しますので，痛かったらおっしゃって下さい．

● obturator sign

● 右股関節を内転したとき，右下腹部に痛みが出現する所見である（**図5C**）．内閉鎖筋が伸展して，炎症を起こした虫垂を圧迫することで生じる．

ex. I'm going to move your right foot. Please tell me if it hurts. (Do you have) Any pain?

右足を動かすので，痛ければおっしゃって下さい．
痛みはありますか？

48　やさしい英語で外来診療　新装版

- **psoas sign**

  - 右股関節を過進展させると右下腹部痛が生じる所見（図5D）.

  > **ex.** Please turn to the left side. I'm going to move your right foot. Please tell me if it hurts. (Do you have) Any pain?
  > 左を向いて下さい．右足を動かすので，痛ければおっしゃって下さい．痛みはありますか？

A) Roving sign

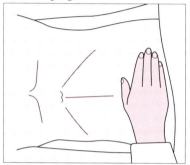

B) Rosenstein sign

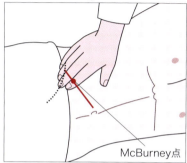

McBurney点

C) obturator sign

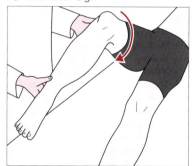

D) psoas sign

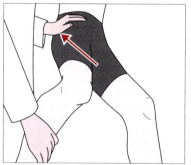

図5 ❖ 急性虫垂炎に関与する触診

背部の診察

- 腹部の診察後，**背部の叩打痛**を確認する．側臥位または座位でCVA（cost-vertebral angle）に平手を置き，反対側の手拳で優しく叩く．

  > **ex.** I'm going to tap on your back. Please tell me if it hurts.
  > これから背中を叩きます．痛かったらおっしゃって下さい．

part I §2 診察の進め方

 頭頸部の診察

Point

- ☑ 頭頸部を中心にした症状（頭痛，眼や耳の症状，咽頭痛など）のほか，倦怠感や体重減少など，症状から予想される鑑別診断に合わせて必要な診察を行う．

- ☑ 眼鏡をしている場合には"Please take off your glasses."といって外してもらい，終了後は"Please put on your glasses."といってつけてもらう．

Vocabulary

口語	shine [ʃáɪn]	動	照らす
口語	stick out	動	突き出す
口語	swallow [swɑ́loʊ]	動	飲み込む
専門	sinuses [sáɪnəsəz]	名	副鼻腔
専門	swollen gland	名	リンパ節

1 頭部・副鼻腔の診察

- 視診と触診により，**頭蓋の形状，傷の有無や変形，頭髪・頭皮の状態**について確認する．

- 副鼻腔の疾患が鑑別診断にあがる場合には，指先で前頭部・頬部を触診または打診する．

    ex. **Let me check your head. I'm going to press your head gently. Please tell me if it hurts.**
    今から頭の診察をします．軽く押すので，痛かったらおっしゃって下さい．

    I need to check your sinuses. I'm going to press your face gently. Please tell me if it hurts.
    今から顔の骨（副鼻腔）の診察をします．顔を軽く押すので，痛かったらおっしゃって下さい．

2 眼の診察

結膜の観察

● 眼瞼結膜で**貧血**を，眼球結膜で**黄疸**の有無を確認する．

ex. I'm going to check your eyes. I need to press your face a little.
Please look up. Thank you.

眼の診察をします．軽く顔（眼瞼）を押さえます．
上を見てください．ありがとうございます．

瞳孔，眼底の観察

● 瞳孔・虹彩を視診し，ペンライトなどの光を用いて，**瞳孔の大きさや対光反射**を確認する．さらに眼底鏡により**眼底の観察**を行う．

ex. Next, I need to shine this light into your eyes. Please keep looking at the wall even if I cross in front of you.

次にこのライトを眼にあてます．私が横切っても，壁を見ていてください．

眼球運動

● 頭部を固定し，水平方向・垂直方向に動かす指を注視してもらい，**眼球運動**を確認する（**図1**）．

ex. Please follow my finger without moving your head.

頭を動かさずに私の指を眼で追ってください．

視力

● 視覚障害を訴える患者さんには，視力検査表を用いて検査する．

ex. Please look at the eye chart on the wall.
Please cover your left eye. Can you read this?

壁にある視力検査表を見てください？
それでは，左眼を隠してください．これは読めますか？

I -§2　診察の進め方　51

視野

- 患者さんと向かいあい，片方の眼を手のひらで覆ってもらい，逆側の指を視野の外側から内側へと動かす（図2）．
- 指が見えた時点で申告してもらうように説明し，各4方向から行う．

> **ex.** ① **Please look at my nose. Please cover your left eye. Do you see my left hand?**（視野の外側で指を動かし，見えていないことを確認する）
> 私の鼻を見てください．左眼を隠してください．私の左手が見えますか？
>
> ② **OK. So please tell me when you see my hand moving.**
> それでは私の手（指）が動いているのが見えたら教えて下さい．

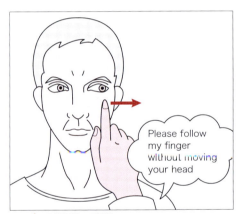

図1 ❖ 眼球運動の確認

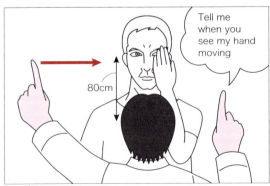

図2 ❖ 視野の検査

③ 鼻の診察

- 視診と触診により，**鼻の形状・変形**について確認する．

> **ex.** I'm going to check your nose. Please look up.
> OK, let's take a look.
> 鼻の診察をしますので上を見てください．はい，それでは観察します．

④ 耳の診察

耳鏡での診察

- **耳介を視診**した後，耳介を後上方に引き，横から覗きながら外耳道内へ耳鏡の先端を挿入する．その後，**耳鏡にて外耳道・鼓膜を観察**する（**図3**）．

> **ex.** I need to check your ears using this device. I'm going to pull your ear a little. Please tell me if it hurts.
> この器具（耳鏡）を用いて耳の観察をします．少し耳を引っ張りますので，痛ければおっしゃって下さい．

聴覚

- 患者さんに目を閉じてもらい，後ろから両手を患者の耳に近づけ，指をこする．この際，音が両耳で同様に聞こえるかを確認する（**図4**）．

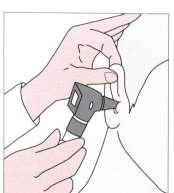

図3 ❖ 耳鏡での診察

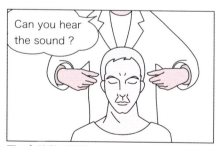

図4 ❖ 聴覚の診察

ex. Now I need to check your hearing. Please close your eyes.
Can you hear the sound? Please let me know if it sounds
the same in both ears. Is it the same?

> これから音の聞こえ方について調べます．眼を閉じてください．
> 聞こえますか？この（指をこすりあわせる）音が両方の耳で同じように聞こ
> えるか教えてください．同じですか？

Weber 試験

● 頭もしくは額の中央に振動させた音叉をあて，**音が同様に聞こえるか確認**する．
伝音難聴の場合は患側に，感音難聴の場合であれば健側に片寄って響く（**図5**）．

ex. Next, I'm going to put this device on your head. Is that
OK?

> 次にこの器具（音叉）を頭の上に置きます．いいですか？

Please close your eyes again.
Can you hear the sound? Please let me know if it sounds
the same in both ears. Is it the same?

> もう一度目を閉じて下さい．
> 音が聞こえますか？音が両方の耳で同じように聞こえるか教えてください．
> 同じですか？

Rinne 試験

● 振動させた音叉を乳様突起に置き，頭蓋骨に響く振動音が聞こえなくなったら申
告してもらう．次いで音叉をはずし耳に近づけ，残る振動音が聞こえるかを確認
する（**図6**）．

● 振動音が聞こえない場合，Rinne 陰性であり，中耳障害および外耳道の閉塞の存
在を疑う．

ex. Now I'm going to put this device behind each ear. Can you
hear the sound?

> 次にあなたの耳の後ろにこの器具（音叉）を置きます．音が聞こえますか？

Please let me know if the sound stops. (Pt : "Stops").
Can you hear the sound?

> 音が聞こえなくなったら教えてください．（患者："聞こえなくなりました"）．
> 聞こえますか？（音叉を耳に近づける）

54　やさしい英語で外来診療　新装版

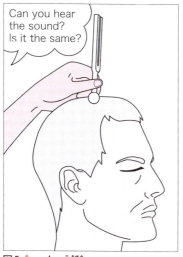

図5 ❖ weber試験

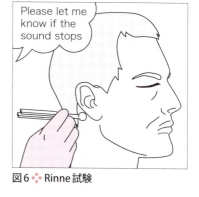

図6 ❖ Rinne試験

5 口の診察

- 口を開けてもらい，**頬側粘膜と口腔前庭**を舌圧子を用いて観察する．次いで**硬口蓋・口蓋垂・口腔咽頭**を診察する．この際，患者には舌を前方に出してもらうよう指示する．

  > **ex.** I'm going to check your mouth. Please stick out your tongue, and say "Ah".
  > 口の中（喉）を見ます．舌を出して「アー」と言ってください．

6 甲状腺の診察

- **甲状腺は触診により，大きさ・硬さ・結節の有無**を確認する．
- 患者の正面に立ち，母指を使って喉仏といわれる**甲状軟骨**を同定する．その後，徐々に指を下げ，**甲状軟骨下端・輪状軟骨・気管軟骨を確認**する．
- 甲状腺峡部は気管軟骨の前に張り付く形で存在するため，気管軟骨の上端に親指を触れながら，唾液を嚥下してもらい，甲状腺を確認する（**図7**）．
- 甲状腺は両葉が甲状軟骨の側面まで達しているため，輪郭を片方ずつ確認する．

ex. ① **I need to check your thyroid. Now I'm going to press your neck lightly. Please tell me if it hurts.**

それでは甲状腺を診察します．今から首を軽く押します．痛ければおっしゃって下さい．

② **OK. Please swallow. (Do you have) Any pain?**

OKです．それでは唾液を飲みこんでください．痛みはありますか？

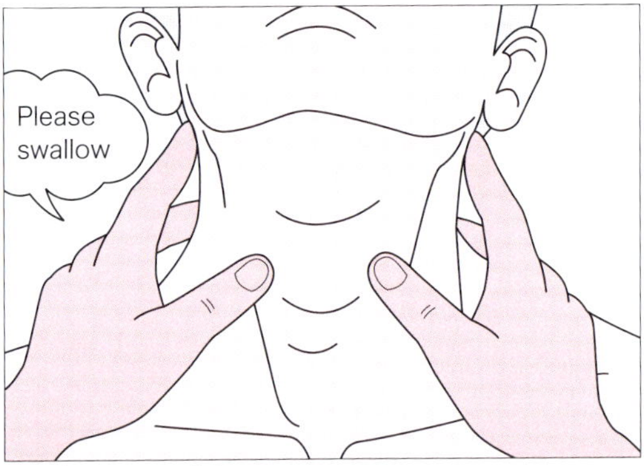

Please
swallow

図7 ❖ 甲状腺の触診

⑦ リンパ節の触診

● リンパ節を触診し，**大きさ，形態，圧痛の有無**を確認する．

● 示指から環指の指腹を皮膚に軽く密着させ，皮膚を動かす．

ex. **Let me check your neck for swollen glands. I'm going to press your neck lightly. Please tell me if it hurts.**

それではリンパ節が腫れていないか触診します．首を軽く押すので痛ければおっしゃって下さい．

part I §2 診察の進め方

5 神経学的診察

Point

- ☑ ①脳神経，②反射・筋緊張，③感覚障害，④運動障害，⑤小脳症状，⑥歩行障害，⑦高次脳機能について必要な診察を行い，陽性所見を記載する．
- ☑ 眼鏡をしている場合には外してもらい，終了後につけてもらう．
- ☑ 診察で座位や立位をとる場合には，"I will stand beside you in case you fall." といって体を支えられるようにする（Part Ⅱ §6-1 参照）．

Vocabulary

口語	swab [swáb]	名	綿棒
口語	eyebrow [áıbràʊ]	名	まゆ毛
口語	squeeze [skwí:z]	動	ぎゅっと絞る
口語	shrug [ʃrʌ́g]	動	肩をすくめる
口語	scratch [skrǽtʃ]	動	ひっかく
口語	sharp [ʃɑ́:p]	形	鋭い
口語	dull [dʌ́l]	形	鈍い

1 脳神経の診察

視神経（Ⅱ）

- 頭頸部の診察同様，**視野障害の有無**を確認する（p.52参照）．

動眼神経（Ⅲ），滑車神経（Ⅳ），外転神経（Ⅵ）

- 頭頸部の診察同様，頭部を固定し，水平方向・垂直方向に動かす指を注視してもらい，**眼球運動**を確認する（p.51参照）．

三叉神経（Ⅴ）

● 三叉神経は，眼神経（第1枝），上顎神経（第2枝），下顎神経（第3枝）から構成され，その各々につき左右の感覚を比較する．

ex. ① I'm going to check your sensitivity using this cotton and swab. Please close your eyes.
このコットンや綿棒を用いて，感覚の検査をします．眼を閉じて下さい．

② Do you feel this? Do you feel this? Is it the same?
感じますか？こちらはどうですか？同じように感じますか？

顔面神経（Ⅶ）

● 顔筋のテストは前頭筋，眼輪筋などの上顔面筋と，口輪筋・広頸筋などの下顔面筋に分けられる．

● 前頭筋の診察

● 額にしわを寄せてもらい，一側でしわが消失している場合，末梢性の顔面神経麻痺（Bell麻痺）が疑われる（**図1**）．

ex. Please raise your eyebrows.
眉毛を上げて額にしわを寄せてみてください．

● 眼輪筋の診察

● 通常であれば強く目を閉じたときにまつ毛はほぼ完全に埋まるが，眼輪筋の収縮が不十分な場合，まつ毛が外からそのまま見える．

ex. Please squeeze your eyes.
眼をギューッとつぶってください．

Close your eyes tightly.
目をきつく閉じてください．

● 下顔面筋の診察

● 麻痺などがある場合，歯をむき出しにさせると口角が健側にひっぱられ，患側の開口は不十分で，鼻唇溝の浅さが明らかになる（**図2**）．

ex. Please show me your teeth.
イーと歯を見せてください．

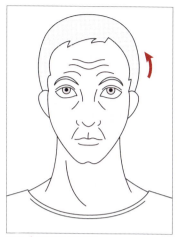

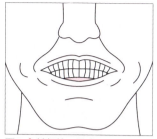

図2 ❖ 前顔筋の診察
通常は左右同じように口角が開くが，顔面神経麻痺の場合には，麻痺側の開口が不十分になる．

図1 ❖ 前頭筋の診察
通常は左右同じようにしわが寄るが，顔面神経麻痺の場合には麻痺側のしわが消失する

聴神経（Ⅷ）

- 頭頸部の診察同様に Weber 試験，Rinne 試験にて評価する（p.54を参照）．

舌咽神経（Ⅸ），迷走神経（Ⅹ），舌下神経（Ⅻ）

- 舌咽・迷走神経は口蓋・咽頭の機能と関係し，舌下神経は運動神経で舌筋を支配する．このため咽頭・舌を診察する際にはまとめて所見をとる．

> **ex.** I'm going to check your mouth. Please stick out your tongue, and say "Ah".
> 口の中（喉）を見ます．舌を出して「アー」と言ってください．
>
> OK. Please move it from side to side.
> 舌を端から端に動かしてください．

副神経（Ⅺ）

- 副神経は運動神経であり，僧帽筋の上部と胸鎖乳突筋を支配している．

● **僧帽筋の診察**

> **ex.** Please shrug your shoulders.
> 両肩をすくめてください．

● **胸鎖乳突筋の診察**（図3）

> **ex.** I'm going to place my hand on your cheek. Please turn your head against my hand.
> 手をほほにあてますので，私の手を押しかえすように顔を回してください．

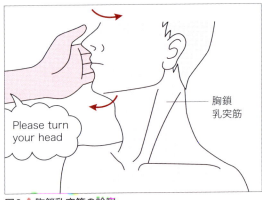

図3 ❖ 胸鎖乳突筋の診察

② 深部腱反射

深部腱反射

- 腱反射の異常には，減弱ないし消失，あるいは亢進が含まれる．**上腕二頭筋，上腕三頭筋，腕橈骨筋，膝蓋腱，アキレス腱反射**について順次調べていく．

- アキレス腱反射は足底を固定して行う．この際，検者は患者さんの足底に触れるため，その後再度足以外を診察する際には手を洗う必要がある．

- 腱反射に際しては，ハンマーで患者さんに刺激を与えるため，その旨を説明する．

> **ex.** **I need to check your reflexes using this hammer. I'm going to tap on your arms and legs. Please tell me if it hurts. Is that OK?**
>
> このハンマーを用いて反射のテストをします．これから腕や足をたたきますので，痛かったらおっしゃって下さい．よろしいですか？

Babinski 反射

- 腱反射を確認した後，Babinski 反射を調べる．患者さんの足首を手でにぎり，ハンマーの柄などを用いて，足の裏の外縁をゆっくりかかとから上に向かってこすり，先端で母趾の方に曲げる（図4）．

- 正常では母趾が足底の方に屈曲する．背屈する場合には Babinski 反射陽性となり，錐体路障害の可能性が考慮される．

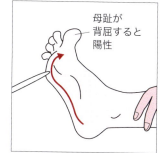

図4 ❖ Babinski 反射

> **ex.** **Now I'm going to scratch the bottom of your feet using this device.**
>
> 今から，この器具（ハンマーの柄や先のとがった鍵など）を用いて，足の裏をこすります．

③ 感覚

- 感覚障害は，末梢神経性，脊髄性，大脳および脳幹部のものに大別される．末梢神経性はその分布に一致して生じるのに対し，脊髄性は皮膚分節に沿って，また大脳および脳幹部の障害では半身の感覚障害を生じることが多い．

- 触覚・痛覚や深部感覚について診察し，**感覚解離**（ある種の感覚は障害されているが，その他の感覚は正常に保たれている状態）の有無について調べる．脊髄腫瘍や血管障害，また脳幹部の障害などで感覚解離を認めることがある．

触覚

- 検査は**頭から始めて，上肢，体幹，下肢**と進めていく．この際，**左右の感覚が同じであるかを比較**する．
- 三叉神経同様，コットンや綿棒を用いる．

痛覚

- 安全ピンや針などで皮膚を軽くつついて検査する．触覚同様に，頭から始めて上肢，体幹，下肢へと左右を比較するように進めていく．
- 検査の前に，安全ピンや脱脂綿などで触れた際の感覚の確認をしておく．

> **ex.** ① Next, I'm going to check your sensitivity. This is sharp. This is dull.
> これから，痛覚について調べます．これが鋭い感じです（医師：安全ピンなどで軽くつつく）．これが鈍い感じです（医師：脱脂綿などを触れる）．
>
> ② OK. Now close your eyes. Sharp or dull? Sharp or dull?
> それでは目を閉じて下さい．これは鋭いですか？鈍いですか？（医師：場所を変える）こちらはどうですか？

振動覚

- 深部感覚である振動覚は，四肢末端，すなわち指の末梢から侵されやすい．このため，**まず体幹部（胸骨など）で振動がわかるかを確認する**（図5）．
- 振動が感じられたら"start"，止まったら"stop"と言ってもらうように説明する．その後患者さんに目を閉じてもらい，音叉を四肢末梢に当て"start"と言うか確認する．振動覚を認識した場合には音叉を体から離し"stop"と言うか確認する．

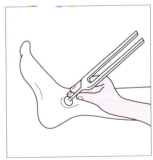

図5 ❖ 振動覚のテスト

> **ex.** Next I'm going to check your sensitivity using this device. Please let me know when the vibration starts and stops. Please close your eyes.
> これからこの器具（音叉）を用いて，あなたの振動覚について調べます．振動の始まりと終わりを教えてください．それでは目を閉じて下さい．

4 運動機能

- 運動機能を診察する際には，**患者さんの姿勢，四肢の状態を視診にて観察**した後，**徒手筋力テストを行い障害の部位，程度**を診る．

- 外国人患者に徒手筋力テストの説明をする場合，どのような体位をしてもらうか1つ1つ説明するより，"Please hold like this." と言って，自分で示すのが簡単である（**図6**）．

- 例えば，上肢のBarré徴候を見る場合，英語で説明すると，"Please stand up straight with your feet together. →Please keep your arms up straight in front of you and palms facing up." となり複雑であるが，自分で体位をとり，"Please do like this." というだけで患者は理解できるため，英語に自信のない場合には，この方法をとるとよい．

> **ex.** I'm going to check your muscle strength in your arms (/ legs). Please hold your arms (/ legs) like this. Don't let me move your arms (/ legs).
>
> これから，あなたの筋力を調べます．腕（足）をこのようにしてください．そして動かさないようにして下さい．

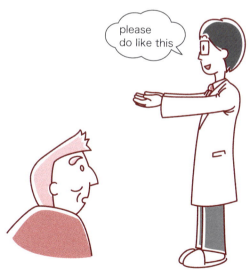

図6 ❖ 運動機能の説明
運動機能の説明の際には図のように自ら示すとよい（図はBarré徴候）．

5 小脳症状

- 小脳機能の異常で主体をなすものは運動失調であり，**測定異常，協調運動障害，歩行や姿勢の異常**が生じる．

- 運動失調の有無を指鼻指試験にて確認する．患者さんの示指を自分の鼻にあててもらい，次にその指で患者さんの指先と，鼻を交互に触わるように伝える．小脳失調があると正確に行えず，目標に達成できずに前後左右にずれる（図7）．

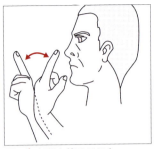

図7 ❖ 小脳症状のテスト

 ① I'm going to check your coordination. Please touch your nose with your finger, then touch my finger.

これから協調運動の検査をします．指で鼻に触れてみてください．そして私の指に触れてください．これを繰り返します．

② Touch your nose. Touch my finger. Touch your nose. Touch my finger.

私の指に触れてください．鼻に触れてください．指に触れて下さい．

6 歩行障害

- 歩行障害はさまざまな原因で生じるため，歩き方の観察は重要である．まずは通常通り自由に歩いてもらって，**姿勢が安定しているか，歩幅や足の上げ方に異常がないか**確認する．

- 歩行障害があると倒れる可能性があるため，支える用意をしながら歩いてもらう．

 Can you walk? I'm going to check. Please walk to the wall.

歩けますか？これから歩行の様子を確認してみたいと思います．壁まで歩いてみてください．

- 下肢の筋力低下が疑われる際には，つま先歩き（gait on toes）やかかと歩き（gait on heels）を行う．**腓腹筋麻痺ではつま先歩きが，前脛骨筋麻痺ではかかと歩きができない**（図8A，B）．

> **ex.** **Please walk on your toes.**
> つま先で歩いてみてください．
>
> **Please walk on your heels.**
> かかとだけで歩いてみてください．

- つぎ足歩行（tandem gait）とは，一方の足のかかとを他方の足のつま先につけるようにして直線上を歩かせる方法である．**小脳性運動失調**があると歩行障害が顕著になる（**図8C**）．

> **ex.** **Please walk one foot in front of the other.**
> つま先の前に他方の足のかかとをつけるようにして，歩いてみてください．

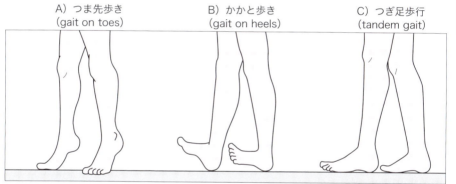

図8 ❖ 歩行障害のテスト

7 高次脳機能

- 高次脳機能は，意識・情動・見当識・精神運動などさまざまなものから構成されている．少ない診察時間の中でこれら1つ1つを診察するのは困難であるため，ここでは英語でのスクリーニング方法のみ記載する．

- 見当識のスクリーニングをする際には，**現在の年月日や今いる場所の名前**を答えてもらう．

> **ex.** **What day is it today?**
> 今日は何曜日ですか？

Where are we now?
ここはどこでしょうか？

What is your full name?
あなたの名前は何ですか？

What is my job?
私の仕事は何でしょうか？

- 記憶障害や計算障害の有無について確認する．記憶は一般的な3つのものを覚えてもらい，数分後に聞くことで短期記憶を確認する．計算能力の検査では100から7ずつ引き算をしてもらう．

 会話例 9　記憶障害，計算障害のテスト

記憶障害のテスト

Dr I will name three objects. Please remember them. Pen, bed, and chair. Please repeat that.
これから3つの単語を言いますので覚えていただけますか．ペン，ベッド，椅子です．繰り返してみてください．

Pt Pen, bed, chair.
ペン，ベッド，椅子．

Dr OK, I will ask in a few minutes.
ありがとうございます．後でもう一度聞くので覚えておいてください．

［数分後］

Dr Can you repeat the names of the three objects that I mentioned to you?
先程覚えていただいた3つの単語を言ってみてください．

■ 計算障害のテスト

Dr How much is 100 minus 7?

100から7を引くといくつですか？

Pt Ninety three.

93.

Dr Minus 7?

そこから7をひくと？

Pt Eighty six.

86.

Dr Minus 7?

7を引いて下さい.

Pt Seventy nine.

79.

part I §2 診察の進め方

6 四肢・整形外科的診察

Point

- ☑ 整形外科的診察が必要な患者さんの多くは，外傷もしくは，関節痛や四肢痛など疼痛を主訴に受診する（このため本項では，関節を含む四肢もしくは腰の疼痛に対するアプローチを解説する）．

- ☑ いずれの診察においても視診→触診→関節可動域の確認を行い，次いで感覚（触覚，痛覚，振動覚），運動機能（筋力）や歩行について評価する（後者は，「Part I §2-5 神経学的診察」にてすでに解説しているため，本項では，関節可動域の確認までを解説する）．

- ☑ いずれも診察前に "Please tell me if it hurts." と説明し，疼痛の有無を確認しながら診察する．

Vocabulary

口語 bend [bénd]	動 曲げる
口語 stretch [strétʃ]	動 伸ばす（関節などを伸ばす）
口語 twist [twíst]	動 ひねる
口語 straighten [stréɪtn]	動 伸ばす（腰などをまっすぐ伸ばす）

Advice

"straighten" と "stretch" はいずれも「伸ばす」という意味になるが，"stretch" の方がよりまっすぐの意味合いが強い．このため，肘や膝は "stretch"，腰は "straighten" を使用する．

1 四肢の診察

視診

- まず患者の**受傷もしくは疼痛部位を正確に把握**する．また**出血・紫斑・変形**の有無などを視診にて確認する．

ex. Please show me where it hurts. (Pt : "Here.").
OK, let me take a look.

> どこが痛いか示してください.（患者："ここです"）
> ありがとうございます. 少し詳しく診させてください.

触診

● 視診で**疼痛部位を確認**した後，反対側の同部位より触診を行い，**左右差を確認**する.

ex. I know you have pain on this side, so first let me start with the other side. I am going to press this side.

> （さきほどの視診で）この部分が痛いことはわかりました. それでは逆側の診察から始めます. こちらを触診します.

OK, thank you. Now I need to press this side very gently. Please tell me if it hurts.

> ありがとうございます. それでは今からこちら側（患側）の触診を行います. 優しく行いますが，痛ければおっしゃって下さい.

関節可動域の確認

● **受傷もしくは疼痛部位周囲の可動域を確認**する. まず自分で関節を動かしてもらい，どの動きで疼痛など症状が出現するか確認する（active movement）. その後，医師が患者の関節を受動的に動かし，関節可動域を確認する（passive movement）.

● 関節（肘，膝など）を曲げる（bend）や伸ばす（stretch）の説明は簡潔であるものの，腰をひねる（twist），曲げる（bend），伸ばす（straighten）など動きが複雑になる場合には，"please do like this." といって自分で示す方が相手も理解しやすい.

ex. Let me check the movement in your knees. Please bend (/ stretch) your knees.

OK, now I'm going to move your knees. Please tell me if it hurts.

> それでは膝の動きを確認します. 膝を曲げて（/ 伸ばして）みてください.
> それでは私が膝を動かします. 痛ければおっしゃって下さい.

I-§2 診察の進め方　**69**

I need to check your shoulder movement. Now I'm going to check your shoulder that doesn't hurt. Please do like this.

それでは肩の動きを確認します．痛みのない側から確認しますね．肩をこのように動かしてみてください．

Thank you. Now with your hand. Go only as far as you can. Please do like this.

ありがとうございます．それでは次に痛みのある側を確認します．できる範囲内でよいですから，このように動かしてみてください．

特殊な診察

● 前方 / 後方引き出しテスト（anterior / posterior drawer test）

● 仰臥位にて膝を90°屈曲位に保ち，足の甲に座り固定する．その後，膝関節に両手親指を当て，脛骨を前方 / 後方へ引き出す（**図1**）．

● 前方 / 後方へ可動する場合や疼痛がある場合には前 / 後十字靱帯損傷の可能性を考慮する．

> ***ex.*** **Now I need to pull (/ push) on your knees. Please tell me if it hurts.**
>
> 今から膝を引き（/ 押し）ますので痛かったらおっしゃって下さい．

● 内側 / 外側側副靱帯ストレステスト

● 膝を軽度屈曲させ伸展位にて外反 / 内反を行う（**図2**）．疼痛を訴える場合には内側 / 外側側副靱帯の損傷が疑われる．

> ***ex.*** **I'm going to move your foot. Please tell me if it hurts.**
>
> 足を動かしますので痛かったらおっしゃって下さい．

● マックマレーテスト（McMurray test）

● 患者さんを仰臥位にし，医師の両手を膝関節と踵骨にあてる．その後，膝関節の最大屈曲と最大伸展位を確認し，屈曲位にて内旋・外旋させる．それから膝関節を外反・外旋，内反・内旋させて伸展させる．この際，クリック音がないかを確認する（**図3**）．

● 疼痛を訴える場合には半月板損傷の可能性を考慮する．

A）前方（anterior drawer sign）   B）後方（posterior drawer sign）

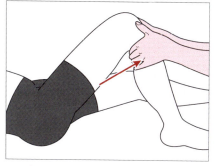 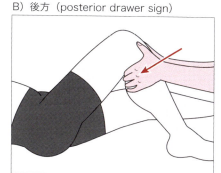

図1 ❖ 前方/後方引き出しテスト

A）外反（eversion）   B）内反（inversion）

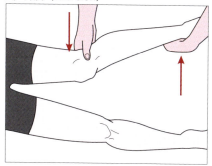 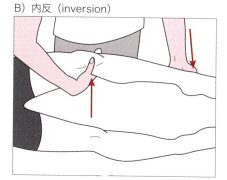

図2 ❖ 内側/外側側副靱帯ストレステスト

A）外反・外旋（eversion/lateral rotation）   B）内反・内旋（inversion/medial rotation）

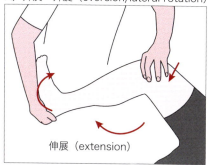 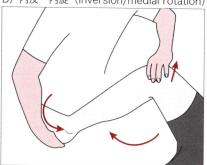

伸展（extension）

図3 ❖ マックマレーテスト

> **ex.** I'm going to push down on your knee and move your foot. Please tell me if it hurts.
>
> 今から膝を抑えながら足を動かしますので痛かったらおっしゃって下さい．

● Phalen test

- 手関節の掌屈位で30秒～1分程度保持した際に，正中神経支配域（母指，示指，中指）のしびれ感が増強すれば陽性となり，手根管症候群の存在を疑う（図4）．
- 英語で説明すると，"please place the backs of both of your hands together and hold the wrists in forced flexion for a minute."となるが，複雑であり，自身で示し，"please do like this"という方が簡潔である．

> **ex.** Please do like this. Please let me know if it hurts.
>
> このようにしてみてください．痛かったらおっしゃって下さい．

● チネルサイン (tinel sign)

- 神経線維の再生過程において，被覆されていない軸索の先端部は機械的刺激に対して過敏となる．このため，末梢神経が障害された場合，軽く皮膚を表面から叩いただけで激しい痛みが感じられる．放散痛がある場合，チネルサイン陽性という（図5）．

> **ex.** I'm going to tap on your wrists gently. Please let me know when it begins to hurt.
>
> 今から腕を軽く打診します．痛みが出たらおっしゃって下さい．

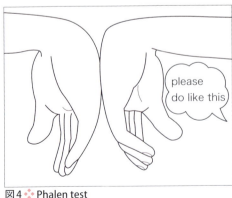

図4 ❖ Phalen test

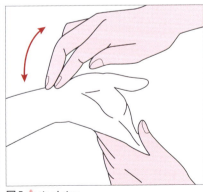

図5 ❖ tinel sign

part I §3 カウンセリング

1 説明とカウンセリング

Point

- ☑ ひと通り診察した後，考えられる疾患や必要な検査について解説し，質問があれば回答する．
- ☑ 禁煙や生活改善など患者の行動変化が望まれる場合，簡単な生活指導を行う．
- ☑ 生活習慣の改善を勧める際は，"should" や "must" ではなく "recommend" を使う．

Vocabulary

口語	blood test [blʌ́d tést]	名	血液検査
口語	alleviate [əlíːvièɪt]	動	緩和する
口語	large intestine [làːdʒ ɪntéstɪn]	名	大腸
口語	recommend [rèkəménd]	動	推奨する
専門	ultrasound [ʌ̀ltrəsáʊnd]	名	超音波検査
専門	endoscopy [ɛndɔ́skɑpi]	名	内視鏡検査
専門	echocardiogram	名	心エコー図
専門	electrocardiogram [ɪlèktroʊ-káːdiəgræm]	名	心電図
専門	lumber puncture	名	腰椎穿刺

1 患者への説明

一般的内容

- 診察後，最も疑われる疾患やその鑑別，さらに必要とされる検査について解説する．
- 下記のように3段階に分けて説明する．いずれの疾患も下記のフレーズの赤字を変更することで使用可能である．

I-§3 カウンセリング 73

ex. Mr. Smith, there are a number of disorders that can cause your problem (/ pain) what you described. One possibility for your diagnosis is ①**bronchitis**.

> スミスさん，これまで診察させていただき，今回の問題（/ 痛み）の原因として いくつかの原因が考えられます．1つは①**気管支炎**です．

These other possibilities are ②**pneumonia or asthma**. So we will have to do some tests to confirm the diagnosis and to rule out these diseases(/ illness / condition).

> 他の原因としては②**肺炎や喘息**の可能性です．このため，診断や，他の疾患 を除外するため，いくつかの検査をする必要があります．

These tests will include ③**some blood tests and a chest x-ray**. Once we have made the diagnosis, we will be able to treat your condition and alleviate your problem(s).

> その検査とは，③**血液検査や胸のレントゲン検査など**です．診断が確定次第， 治療を開始しますので，症状を改善することができると思います．

- ①，②のフレーズ（病名）は，**表**のように平易に表現すると患者は理解しやすい． また，悪性腫瘍など重篤な疾患の可能性がある場合でも，初診時には "**problem of your 臓器名（lung / digestive system）**" と抽象的に説明する．

❖**表　診断・病名の平易な表現例**

病名	表現例
心疾患（狭心症や心筋梗塞など）	heart disease
消化器疾患（胃腸炎や胃潰瘍など）	disease of digestive system
感染症（肺炎，蜂窩織炎など）	infection of your 臓器名（lung / skin）

検査の説明

- 血液検査やＸ線検査はその検査名のみで説明を終えるが，ＣＴや心エコーなどそ のほかの検査を行う場合には内容を簡潔に伝える．以下にいくつかの例を記載する．

①CT検査，超音波検査

ex. A CT scan (/ An ultrasound) is a special test to take pictures inside your body.

> CT（/ 超音波検査）は，体の内部をより細かく撮影して調べる検査です．

②内視鏡検査

 An endoscopy is a special camera to look inside your stomach (/ large intestine).

内視鏡検査は，胃（/ 大腸）を特別なカメラを用いて見る検査です．

③心電図，心エコー検査

 An electrocardiogram (/ An echocardiogram) is a special test to check if your heart is working normally.

心電図（/ 心エコー検査）は，心臓が正常に動いているか確認する検査です．

④腰椎穿刺

 We need to do a lumber puncture for taking small samples (/ fluid) from the spine.

脊髄から検査用のサンプル（/ 脊髄液）を少量採取するため，腰椎穿刺を行う必要があります．

処方の説明

● 内服薬を処方する場合には，飲み方・副作用について説明する．

 I'm going to give you this drug (/ medicine) today. Please take it once a day after breakfast.

本日はこの薬をお出しします．1日1回，朝食後に内服して下さい．

You might get diarrhea as a side effect. If you experience this or any other side effects, please stop using it immediately and come back and see me.

副作用として下痢が出ることがあります．これを含めて何か新しい症状が出現した場合には，すぐに服薬を中止し，受診して下さい．

If anything else happens, please come back in.

もし他にも症状が出現することがあれば，再度受診して下さい．

予約の説明

● 病状，検査や処方の説明をした後，必要に応じて次回外来の予約を調整する．

ex. I'd like you to come back in for a check-up this Thursday.
病状の経過をみるので，今週木曜日に再度受診して下さい．

I'd like you to make an appointment. What time will be good for you?
予約させていただきたいのですが，何時頃なら都合がよろしいですか？

2 カウンセリング

- 禁煙や生活改善が望まれる症例などに対しては，理由を述べたうえで生活改善を勧める．

喫煙，飲酒，薬物などの中止を勧める場合

- 下記のフレーズの赤字を，中止すべき行為（飲酒：drinking，薬物：cocaine など）に変更することで使用可能である．

ex. I usually recommend my patients **to quit smoking**. Because **smoking** is related to a variety of disorders. We have many ways to help you if you are interested.
私は患者さんにタバコをやめるようお勧めしています．それは喫煙が数々の病気の原因になるからです．もし興味があれば，禁煙を手助けできる方法もいろいろとあります．

I recommend you to reduce **your drinking**. Because **alcohol** may not be good for you. We have many ways to help you if you are interested.
飲酒量を少し減らした方がいいと思います．アルコールは今のあなたにはマイナスに働きます．もし興味がありましたら，いろいろと手助けできる方法もあります．

食生活の改善や運動の推進

- 下記のフレーズの赤字を，勧める行為（運動：exercise program など）に変更することで使用可能である．

I recommend all of my patients to follow **a healthier lifestyle**. So try eating less fatty foods and more healthier foods such as fruit and vegetables.

> 私はみなさんにライフスタイルの改善をお勧めしています．脂肪分の少ない食事や，野菜・果物など健康的な食事をとるよう心掛けてみてはいかがでしょうか．

I recommend all of my patients to follow **a healthier lifestyle**. For example, I think an exercise program of 30 minutes, three times in a week can improve your health.

> 私はみなさんにライフスタイルの改善をお勧めしています．例えば，1週間に3回，30分程度の運動でより健康になれると思いますよ．

その他

- 性感染症のリスクがある症例（複数人との性交渉をもち，避妊を行っていない症例）ではコンドームの使用を勧める．

 I recommend that you use a condom every time you have intercourse. It is important to prevent sexual transmitted diseases, including HIV, and to avoid unwanted pregnancy.

> あなたが性行為を行う際には，コンドームを使用されることをお勧めします．これはHIVを含む性感染症の予防や望まない妊娠を避けるためにも重要です．

- 乳がんのリスクがある症例（乳がんの家族歴がある症例）では，自己検診を勧める（⇒乳がんの自己検診のアドバイスについてはp.203を参照）．

 I usually recommend my female patients to examine their breasts at home by themselves. Because a breast exam is important to prevent breast cancer. If you are interested, I will give you some brochures after this examination.

> 私は女性の患者さんに対して，乳がんの自己検診をお勧めしています．自己検診は乳がんの早期発見に重要ですので，興味がありましたら後で冊子をお渡しします．

part I §3 カウンセリング

2 質問への対応のしかた

Point

☑ 説明やカウンセリングをした後，"Do you have any question for me?" と言って質問を尋ねる．

☑ 診察後の時点で回答困難な質問に対しては，現時点で診断が不明であり，診断確定後に回答する旨を伝える．

Vocabulary

You are in good hands	心配しなくて大丈夫です，安心してください		
口語 upset [ʌpsét]	形 気が動転する　名 混乱		
口語 pain medication	名 鎮痛薬		専門 analgesic [æn(ə)ldʒːzɪk]
as quickly as possible	可及的速やかに		

1 病気に対する質問

● 「もう駄目なんですか？」"Am I going to die?" などと聞かれた場合

> **ex.** Mr. Smith, I understand your anxiety. But now you are in good hands here. We are going to do everything to make you healthy again.
>
> スミスさん，心配な気持ちはよく分かります．でも大丈夫です．私たちはあなたが元の健康な状態を取り戻せるように努力します．

● 診断が不明な時点で「がんですか？」"Do I have cancer?" などと聞かれた場合

> **ex.** Mr. Smith, I understand your anxiety. Let's wait until we get the results. After we get the results, I can answer your question properly.
>
> スミスさん，あなたが心配されるのはよくわかります．しかし検査結果が出るまで待って下さい．診断が確定された後，きちんとお答えできると思います．

- 電話で診断を聞かれた場合

     Mr. Smith. I'm sorry. It is impossible to make diagnosis by phone. It's very important to examine you.
    申し訳ありません，スミスさん．電話では診断をつけるのは困難です．直接診察することがとても大事だからです．

2) その他

- 患者が怒っている場合

     Mr. Smith (/ Sir / Ma'am), I understand you are upset. But let's work together to get you healthy again. Is that OK?
    スミスさん，あなたが怒る気持ちはよくわかります．しかし，あなたがもう一度以前の健康な状態に戻れるよう一緒に頑張りましょう．よろしいですか？

- 診断前に薬剤（抗菌薬，鎮痛薬など）を要求された場合

    Mr. Smith, I understand your feeling and I would like to be able to give you some medication. But I don't think it would be a good idea right now.
    スミスさん，お気持ちはよく分かりますし，すぐに薬をあげたいとも思います．しかし今すぐに処方するというのはよい方法ではないと思います．

    Because we don't know the diagnosis, sometimes antibiotics or pain medication may do more harm than good. Let's wait until we get the results.
    診断が確定していない状況で抗菌薬や鎮痛薬による治療を行うと，ときに悪影響が出ます．まずは検査結果を待ちましょう．

    After we get the diagnosis, I will get you the right treatment as quickly as possible.
    確定診断をつけた後，われわれは速やかに適切な治療を行います．

- 検査にあたって痛みを伴うか聞かれた場合

    That procedure may cause some pain and discomfort. But it will give us a lot of important information about your problem. Is that OK?
    この検査は少し痛いと思います．しかし，診断にあたって多くの重要な情報が得られると思います．よろしいですか？

- 痛み（症状）が強く，診察や検査にあたって拒否される場合

    ex. Mr. Smith, I know you have a lot of pain. But this examination will give us a lot of important information about your problem. Is that OK?

    スミスさん，あなたが非常に強い痛みをおもちなのはわかります．しかし，これは多くの情報を得るために重要な診断（検査）です．行ってもよろしいですか？

- 治療費の心配をしている場合

    ex. OK, Mr. Smith. I understand your situation. So we can have you see our social worker to discuss your social problem. They can offer you a variety of resources.

    スミスさん，あなたの状況はよくわかりました．それではソーシャルワーカーと面談し社会的な状況について話し合いましょう．彼らはさまざまな解決策を呈示してくれると思います．

- 患者さんに時間がない場合

    ex. Mr. Smith, I understand your situation. But I am here to make you healthy again. So we need to spend a little time to make the diagnosis. I will be as quickly as possible to get you proper treatment. Is that OK?

    スミスさん，あなたの状況はよく分かりました．しかし私はあなたに健康を取り戻していただくためここにいます．診断にかかる時間はわずかです．できるだけ早く適切な治療が受けられるよう努力します．よろしいですか？

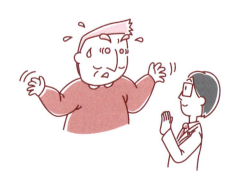

part II シーンにあわせた診察

§1	疼 痛	82
§2	全身症状	101
§3	循環器・呼吸器症状	113
§4	消化器症状	126
§5	泌尿器症状	142
§6	神経筋症状	153
§7	精神・皮膚症状ほか	164
§8	小児科診察	174
§9	産婦人科診察	200

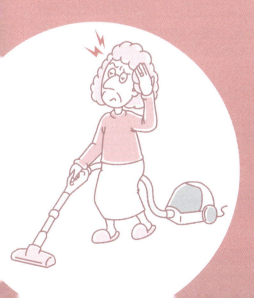

part **II** §1 疼痛

1 頭痛 (headache)

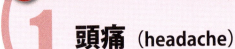

Point

☑ 頭痛の性状は，sharp（刺されるような），throbbing（ズキズキする），squeezing（絞られるような）などと表現される．

診察の流れ

▶ **現病歴の問診**…Part I §1-2を参考に問診する

▶ **現病歴以外の問診**…Part I §1-3を参考に順に問診する

▶ **身体診察**…頭頸部の診察（Part I §2-4），必要に応じ深部腱反射や感覚の異常を調べる（Part I §2-5）

Vocabulary

口語 **rash** [ræʃ]	名 発疹，吹き出物
口語 **drowsy** [dráʊzi]	形 眠い，眠そうな
口語 **groggy** [grági]	形 よろめいた，ふらふらした
口語 **flash** [flæʃ]	動 ひらめく，ぴかっと光る

1 鑑別診断

- ①急性発症，②これまでで最も強い疼痛，③異常神経所見を有する，④発熱や説明不能な全身徴候，⑤外傷後，のいずれかに当てはまる場合，緊急性の高い頭痛の可能性を考慮する外傷の有無は下記のように聞く．

    ex. Have you had any recent injuries?
    　　　最近，けがをされましたか？

❖ 表　頭痛の鑑別

	日本語	英語
1) 頻度の高い疾患	片頭痛	migraine
	緊張型頭痛	tension headache
	群発頭痛	cluster headache
2) 緊急性, 重症度の高い疾患	**血管障害に伴う頭痛**	
	くも膜下出血	subarachnoid hemorrhage
	脳出血	intracranial hemorrhage
	椎骨動脈解離	vertebral artery dissection
	感染症に伴う頭痛	
	髄膜炎	meningitis
	脳炎	encephalitis
	脳膿瘍	intracranial abscess
3) 頻度は低いが重症度の高い頭痛	脳腫瘍	brain tumor
	側頭動脈炎	temporal arteritis
	緑内障	glaucoma
	頭部外傷に伴う頭痛	head injuries
4) その他の頭痛	特発性頭蓋内圧亢進症（偽性脳腫瘍）	pseudotumor cerebri
	三叉神経痛	trigeminal neuralgia

2 問 診

頭痛のROS（review of system）

- 頭痛のROSとして，①熱（感染症の鑑別），②嘔気や嘔吐（頭蓋内圧亢進症状の有無），めまいやしびれ（神経症状の有無），意識障害の有無（頭蓋内病変の鑑別），③眼痛（緑内障の鑑別）などがあげられる.

- その他，比較的頻度の高い片頭痛を鑑別するため，④前兆（prodrome）として視覚症状（視野暗点や幻覚）を有するか否かを確認する.

①感染症の鑑別

ex. **Do you have a fever?**
熱はありますか？

Do you have any rashes?
発疹はありますか？

Ⅱ-§1　疼痛　83

Do you have a runny nose?
鼻水は出ますか？

②頭蓋内病変の鑑別

【頭蓋内圧亢進症状（嘔気，嘔吐）の有無】

 Do you feel nauseated?
気持ちが悪いですか？

Have you thrown up?
吐いたりしましたか？

【神経症状の有無】

 Do you have a dizziness?
めまいはありますか？

Do you have any numbness?
しびれはありますか？

Do you feel numb?
しびれを感じますか？

【意識障害の有無】

 Have you been feeling sleepier than usual?
いつもより眠い感じがしますか？

Have you been feeling drowsy or groggy?
ふらふらしたり，ボーっとする感じがしますか？

③緑内障の鑑別（眼痛の有無）

 Do you have pain in your eyes?
目に痛みはありますか？

④片頭痛の鑑別（前兆の有無）

 Before the headache started, did you notice flashing light?
頭痛がはじまる前に，まぶしさを感じることがありましたか？

Before the headache started, did you hear unusual sounds?
頭痛がはじまる前に，何か変わった音が聞こえましたか？

Are you sensitive to light?
いつもより光がまぶしく感じますか？

③ 診察

- PartⅠ§2-4の診察に加え，患者を仰臥位にし項部硬直（neck stiff）の有無を確認する（図）．

ex. Please lie down on your back. I'm going to move your head. Please tell me if it hurts.
あおむけになってください．頭を持ち上げますので痛かったらおっしゃってください．

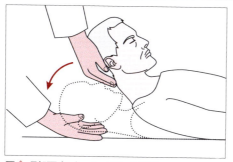

図 ❖ 項部硬直（neck stiff）の診察
髄膜炎やクモ膜下出血など，髄膜が刺激されている状態で頭部を持ち上げると，髄膜が伸展され後頭部および項部の筋肉が反射的に緊張して抵抗が生じる

会話例 10 突然, 激しい頭痛が！

[患者：40歳，女性]

現病歴の問診

Dr Today I see you are here for a headache. Could you tell me more about it?
　本日は頭痛で来院されたとのことですが，もう少し詳しく教えていただけますか？

Pt I've had headaches in the past and have taken 1-2 pain relief tablets, but I had a very strong pain today when I was vacuuming. So I came here.
　もともと頭痛持ちで月に1〜2つくらい痛み止めをのんでいるのですが，今日は家で掃除機をかけていたらとても強い痛みを感じたので来院しました．

Dr When did it start?
　痛みはいつからはじまりましたか？

Pt It suddenly began an hour ago. It really startled me.
　1時間前から突然に．本当にびっくりしました．

Dr Is it getting better or worse?
　痛みはよくなっていますか？それとも悪くなっていますか？

Pt There has'nt been any charge.
　変わらないです．

Dr On a scale of 1 to 10, 10 being the worst pain of your life. How strong is your pain?
　これまでで最も強い痛みを10とすると，今の痛みはどれくらいの強さですか？

Pt It's ten.
　10です．

Dr Could you show me where the pain is located?
　どこが痛いか示していただけますか？

Pt It hurts in every part of my head.
　頭が全体的に痛いです．

Dr Does the pain spread anywhere?
　痛みはどこかに広がりますか？

Pt I'm not sure because it's so painful.

痛みが強くてよくわからないです．

Dr Is it sharp, squeezing, burning, or pressure-like?

その痛みは刺されるような痛み，ズキズキする感じ，焼けるような痛み，もしくは圧迫される感じのいずれでしょうか？

Pt It's a sharp pain.

刺されるような痛みです．

Dr Does anything make it worse?

悪くなるきっかけはありますか？

Pt Yeah, looking at bright light or when I move.

明るい光を見たり，動いたりすると痛みが悪化します．

Dr OK. Does anything make it better?

わかりました．良くなるきっかけはありますか？

Pt No.

いいえ．

頭痛のROS

Dr Do you have nausea or have you vomited?

吐き気や嘔吐はありましたか？

Pt I feel sick at the same time I get the headache, and I've thrown up twice. It hasn't gotten better and I feel sick now, too.

頭痛と同時に気持ち悪くなって2回吐きました．それでも良くならなくて今も気持ち悪いです．

Dr Do you have any numbness?

しびれはありますか？

Pt No.

いいえ．

Dr Do you have any dizziness?

めまいはありますか？

Ⅱ-§1 疼痛　87

Pt No.
いいえ．

Dr Do you have a runny nose?
鼻水は出ますか？

Pt No.
いいえ．

Dr Have you ever had a similar problem before?
これまでに同様の症状はありましたか？

Pt As I said before, my headaches are usually pressure-like and happen gradually. But this one felt like suddenly being hit by a baseball bat. This is the first time like this.
先ほどもお話しした通り，いつもは圧迫されるような頭痛で徐々に始まるのですが，今回はバットで突然殴られたように強い痛みなのです．こんな痛みは初めてです．

まとめ

Dr Thank you, Ms. Miller. Let's summarize your case. You have a constant, sharp headache which started 1 hour ago. You have thrown up twice but you have not noticed fever and dizziness. Is that correct?
ありがとうございます，ミラーさん．それではこれまでのお話をまとめてみましょう．本日は，1時間前から始まった刺すような頭痛が続いているため受診していただきました．これまで2回吐かれたとのことですが，熱やめまいはないのですね．よろしいですか？

Pt That's correct.
そのとおりです．

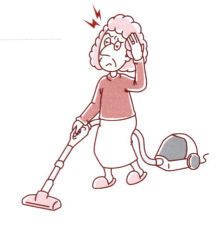

part II　§1 疼痛

胸痛 (chest pain)

Point

- ☑ 胸痛の性状は，sharp（刺されるような），squeezing（絞られるような），burning（焼けるような），pressure-like（圧迫されるような）などと表現される．

- ☑ 大動脈解離などで激痛を伴う場合には，ripping and tearing（引き裂かれるような）といった表現をすることがある．

診察の流れ

▶ **現病歴の問診**…Part I §1-2を参考に問診する
▶ **現病歴以外の問診**…①Part I §1-3を参考に順に問診する，②疾患別のリスクファクターについて聴取する
▶ **身体診察**…心血管系の診察（Part I §2-1），必要に応じ上腹部・呼吸器系の診察（Part I §2-2，§2-3）

Vocabulary

口語 ripping [rípɪŋ]	形 引き裂かれるような	
口語 tearing [té(ə)rɪŋ]	形 引き裂くような，かきむしるような	
口語 pound [páʊnd]	動 ドキンドキンと打つ	類語 race
口語 cold sweat [kóʊld swét]	名 冷汗	
口語 swell [swél]	動 腫れ上がる	
口語 heartburn [hártbɝn]	名 胸やけ	

1 鑑別診断

- 発症が急性（数十分～数時間）か，亜急性（数時間～数日前）か，を把握する．急性で突然発症の場合には緊急性・重症度の高い疾患（心筋梗塞，大動脈解離，肺塞栓など）の可能性を念頭に置く．

❖ 表　胸痛の鑑別

	日本語	英語
1) 循環器系疾患 　（心臓や大血管など 　が原因）	狭心症	angina
	心筋梗塞	myocardial infarction（口語：heart attack）
	大動脈解離	aortic dissection
	肺塞栓症	pulmonary embolism （口語：blood clots in your lugs）
	心膜炎	pericarditis
	弁膜症	valvular heart disease
2) 消化器系疾患	胃食道逆流症	gastroesophageal reflux disease（GERD）
	食道痙攣	esophageal spasm
	食道異物	foreign bodies
	消化性潰瘍	peptic ulcer disease
3) 呼吸器系疾患	気胸	pneumothorax
	胸膜炎	pleuritis
4) 神経筋骨格系疼痛	肋軟骨炎	costochondritis
	肋骨骨折	rib fracture
5) 感情，精神的問題	パニック障害	panic disorder
	不安障害	anxiety disorder

② 問診

胸痛の ROS

● 胸痛のROSとして，①動悸や冷や汗，下腿浮腫，（循環器系疾患の鑑別），②胸やけ（消化器系疾患の鑑別），③呼吸困難（呼吸器系疾患の鑑別），④ストレスの有無（感情・精神的問題の鑑別）などがあげられる．

① 循環器系疾患の鑑別（動悸・冷や汗・下腿浮腫の有無）

ex.　**Do you feel your heart pounding (/ racing)?**
　　　心臓がどきどきする感じはしますか？

Have you had cold sweats?
冷や汗を感じましたか？

Have you noticed any swelling in your legs?
足のむくみを感じることはありますか？

② 消化器系疾患の鑑別（胸やけの有無）

ex. **Do you have heartburn?**

胸やけがありますか？

③ 呼吸器系疾患の鑑別（呼吸困難の有無）

ex. **Do you have difficulty breathing?**

息苦しさを感じますか？

④ 感情・精神的問題の鑑別（ストレスの有無）

- パニック障害や不安障害など感情・精神的問題による胸痛では，その症状が不定であるため，生活歴にて**他疾患の除外やストレスの聴取**をする．

ex. **Have you been under any unusual stress?**

あなたは普段，強いストレスを感じていますか？

リスクファクターの聴取

- 循環器系疾患では疾患ごとにリスクファクターが報告されている．虚血性心疾患や肺塞栓症を疑った場合には，現病歴以外の問診のなかでこれらを聴取する．

① 虚血性心疾患

- **糖尿病，高血圧，高脂血症，虚血性心疾患の家族歴，喫煙**，などが報告されている．

ex. **Have you had high blood sugar (/ high blood pressure / high cholesterol)?**

これまで糖尿病（/ 高血圧 / 高脂血症）を指摘されたことはありますか？

Has anyone in your family had heart disease?

ご家族の中に心臓病の方はいらっしゃいますか？

② 肺塞栓症

- 生活歴に加えて最近の旅行歴および手術歴について，聴取する．

ex. **Have you traveled recently?**

最近，旅行されましたか？

Have you ever had any surgery?

これまでに手術を受けたことはありますか？

Ⅱ-§1　疼痛　91

part II §1 疼痛

3 腹痛 (abdominal pain)

Point

- ☑ 腹痛の性状は，sharp（刺されるような），dull（鈍い），burning（焼けるような），cramping（差し込むような），pulsating（ドクンドクンと拍動するような）などと表現される．

- ☑ 内臓痛（消化管の攣縮や拡張に伴う疼痛）は，鈍痛（dull）や灼熱感（burning）として感じるのに対し，体性痛は刺すように鋭い痛み（sharp）であることが多い．

診察の流れ

▶ **現病歴の問診**…Part I §1-2 を参考に問診する

▶ **現病歴以外の問診**…Part I §1-3 を参考に順に問診する

▶ **身体診察**…腹部の診察（Part I §2-3），必要に応じ，心音・呼吸音（Part I §2-1, §2-2），眼血膜，口腔内（Part I §2-4）の確認

Vocabulary

口語 come on	動＋副（病気が）襲ってくる
口語 pass gas	動 おならをする

1 鑑別診断

- 腹痛の原因は**表1, 2**のように多岐に渡るため疼痛部位から順次鑑別を考えていく．

    ex. Where do you feel the pain?
    どこが痛みますか？

- 持続的で疼痛部位が明瞭な鋭い疼痛（**体性痛**）の場合，腹膜炎など重症度の高い疾患を考慮する．

    ex. Does the pain change throughout the day?
    一日のうち痛みの変化はありますか？

❖ 表1 腹痛の鑑別（上腹部痛）

	日本語	英語
1）消化器疾患	胃炎 消化性潰瘍 消化管穿孔	gastritis peptic ulcer disease peptic perforation（口語：perforated intestines）
2）肝胆道系疾患	肝炎 胆管結石 胆嚢炎 胆管炎	hepatitis choledocholithiasis cholecystitis ascending cholangitis
3）膵，脾疾患	膵炎 脾破裂 脾梗塞	acute pancreatitis splenic rupture splenic infarction
4）心血管系疾患	急性心筋梗塞 大動脈解離	acute myocardial infarction aortic dissection

❖ 表2 腹痛の鑑別（下腹部痛）

	日本語	英語
1）消化器疾患	急性胃腸炎 虫垂炎 憩室炎 腸閉塞 過敏性腸症候群	acute gastroenteritis appendicitis diverticulitis intestinal obstruction irritable bowel disease
2）尿路系疾患	結石症 腎盂腎炎	nephrolithiasis pyelonephritis
3）婦人科系疾患	骨盤内炎症性疾患 子宮外妊娠 卵巣茎捻転 卵巣嚢腫破裂	pelvic inflammatory disease（PID） ectopic pregnancy ovarian torsion ruptured ovarian cyst
4）その他	糖尿病性ケトアシドーシス 低カリウム血症 高カルシウム血症 うつ病	hyperglycemia with ketosis hypokalemia hypercalcemia depression

② 問診

腹痛のROS

- 腹痛のROSとして，①嘔吐や下痢などの消化器症状（消化器疾患の鑑別），②体重や食欲変化（悪性腫瘍の鑑別），③発熱（感染症の鑑別），④ガス排出の有無（イレウスの鑑別），⑤重症度の判断，⑥婦人科疾患の鑑別などがあげられる.

① 消化器疾患の鑑別（嘔吐や下痢などの消化器症状）

ex. Do you feel nauseated?
気持ちが悪いですか？

Have you thrown up?
吐いたりしましたか？

Do you have diarrhea (constipation)?
下痢（便秘）をしていますか？

② 悪性腫瘍の鑑別（体重や食欲の変化）

ex. Have you noticed weight changes (/ appetite changes)?
体重（/ 食欲）の変化はありますか？

③ 感染症の鑑別（発熱の有無）

ex. Do you have a fever?
熱はありますか？

④ イレウスの鑑別（ガス排出の有無）

ex. Are you passing gas?
おならは出ていますか？

⑤ 重症度の判定（経口摂取が可能か？）

● そのほか，経口摂取の可否や水分が取れているかを確認し，点滴や入院の必要性について検討する．

ex. When was your last meal?
最後に食事したのはいつですか？

Are you able to drink water?
水分は取れていますか？

⑥ 婦人科疾患の鑑別

● 女性の腹痛では，**上腹部ではFitz–Hugh–Curtis症候群，下腹部ではPID (pelvic inflammatory disease，骨盤炎症性疾患）や子宮外妊娠**などが鑑別にあがるため，月経歴についてより詳細に把握する．

ex. Do you have a regular menstrual period?

生理は順調に来ていますか？

How often do you get your menstrual period?

どれくらいの頻度で生理が来ますか？

How long does it last?

生理はどれくらい続きますか？

When was your last period?

最後の生理はいつですか？

Have you noticed any changes in your period?

生理に関して何か変化はありましたか？

Column 1

恩師の言葉 ①

－今年は，最低でも去年の自分を上回るように努力しなさい－

　順天堂大学呼吸器内科，高橋和久教授から年始に言われた一言です．この言葉を胸に，自分なりの具体的目標を掲げ，今年は昨年の自分より「量」と「質」の両面で上回れるよう日々努力しています．

恩師の言葉 ②

－研修でローテートする際には，その科になるつもりで研修しなさい－

　筆者が初期研修医として病棟に配属された初日に，2年目の先輩から言われた一言です．この言葉を胸に初期，後期研修でさまざまな科をローテートし，研修できなかった他科の当直も積極的に行いました．

Ⅱ-§1　疼痛　95

part II §1 疼痛

4 腰痛 (back pain)

Point

- ☑ 腰痛の原因は，大半が機械的刺激による筋骨格系疾患である．しかし時に，内科的疾患に伴う関連痛（内臓に起因する疼痛）の場合があるため，詳細に問診し適切な検査を行う．

- ☑ 問診の中で，悪性腫瘍や感染症など重篤な疾患の可能性がある徴候（red flag sign）を確認する（表1）．

診察の流れ

- ▶ 現病歴の問診…Part I §1-2 を参考に問診する
- ▶ 現病歴以外の問診…Part I §1-3 を参考に順に問診する
- ▶ 身体診察…背部の診察，下肢の神経学的診察（Part I §2-5），下肢血管の診察（Part I §2-1）

Vocabulary

口語 soil [sɔ́ɪl]	動 〜をよごす			
口語 urinate [júː(ə)rənèɪt]	動 排尿する			
口語 feces [fíːsiːz]	名 糞便，排泄物	類語 stool		
口語 bowel movement	名 便通，排便			

❖ 表1　腰痛診察におけるred flag sign

① 排泄障害	**B**owel or bladder dysfunction
② 感覚障害	**A**nesthesia
③ 全身症状	**C**onstitutional symptoms
④ 慢性疾患	**C**hronic disease
⑤ 麻痺	**P**aresthesia
⑥ 高齢	**A**ge>50
⑦ 麻薬使用	**I**V drug use
⑧ 運動障害	**N**euromotor deficit

頭文字をとって **BACC(K) PAIN** と記憶するとよい．

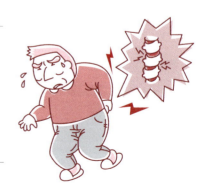

1 鑑別診断

- 機械的刺激による疼痛か，内科的疾患に伴う関連痛か，を鑑別する（**表2**）．一般的に機械的疼痛はきっかけがあり，安静で軽快，労作で増悪することが多い．

ex. **Do you have any idea what may be causing your pain?**
腰痛が起こる原因として何が思いあたりますか？

Does the pain get better when you rest?
痛みは安静で軽快しますか？

❖ 表2　腰痛の鑑別

		日本語	英語
1) 機械的刺激による疼痛 (mechanical problem)		筋損傷 椎間板ヘルニア 腰椎圧迫骨折 脊柱管狭窄症 坐骨神経痛	lumbar muscle strain disk herniation vertebral compression fracture spinal stenosis sciatica
2) 内科的疾患に伴う疼痛 (medical problem)	①悪性腫瘍		**malignancy**
		転移性骨腫瘍 多発性骨髄腫	bone metastasis multiple myeloma
	②感染症		**infectious disease**
		骨髄炎 結核 腸腰筋膿瘍	osteomyelitis tuberculosis iliopsoas abscess
	③代謝異常		**metabolic disease**
		骨粗鬆症 骨軟化症	osteoporosis osteomalacia
	④膠原病		**collagen disease**
		強直性脊椎炎	ankylosing spondylitis
	⑤血管性		**vascular disease**
		腹部大動脈瘤	abdominal aortic aneurysm

2 問診

腰痛の ROS

- 腰痛のROSとして，①発熱（感染症の鑑別），②体重や食欲の変化（悪性腫瘍の鑑別），③感覚障害，自律神経症状（脊髄圧迫の有無），などがあげられる．

① 感染症の鑑別（発熱の有無）

ex. **Do you have a fever?**
熱はありますか？

② 悪性腫瘍の鑑別（体重や食欲の低下）

ex. **Have you noticed any changes in your appetite (weight)?**
食欲（体重）の変化はありますか？

③ 脊髄圧迫所見の鑑別

● しびれなどの感覚障害や失禁（incontinence）や排尿障害（hesitancy）などの
自律神経症状を伴う場合には，脊髄を含めた神経圧迫の可能性を考慮する．

【感覚障害の有無】

ex. **Do you have any numbness?**
しびれを感じますか？

Have you noticed any changes in your sensitivity?
感覚の変化はありますか？

【自律神経症状（失禁や排尿障害）の有無】

ex. **Have you ever soiled your underwear with urine or feces
(/ bowel movements)?**
尿や便で下着をよごしてしまったことはありますか？

Do you have any difficulty to start urinating?
尿が出はじめるまでに時間がかかりますか？

Does it take long time to start urination?
排尿を始めるのに時間がかかりますか？

Do you have any difficulty with urination?
排尿に何か問題がありますか？

Have you had any difficulty with urination?
今までに排尿に何か問題がありましたか？

98 　やさしい英語で外来診療　新装版

5 関節痛 (joint pain)

Point

- ☑ 関節痛は，sharp（刺されるような），dull（重い），throbbing（ズキズキする），などと表現される．

診察の流れ

- 現病歴の問診…Part I §1-2 を参考に問診する
- 現病歴以外の問診…Part I §1-3 を参考に順に問診する
- 身体診察…関節（Part I §2-6），感覚・運動機能（Part I §2-5）の診察

1 鑑別診断

- 疼痛部位の問診により，**病変が1カ所か複数あるかを聴取**する．単関節であれば外傷・感染・結晶性関節炎（痛風など）を，多関節であれば膠原病などの全身性疾患を考慮する．

❖ 表　関節痛の鑑別

	日本語表記	英語
1) 手指関節	関節リウマチ 全身性エリテマトーデス (SLE) 乾癬性関節炎 パルボウイルス B19 感染症 手根管症候群	rheumatoid arthritis systemic lupus erythematosus psoriatic arthritis parvovirus B19 infection carpal tunnel syndrome
2) 肩関節	肩関節周囲炎 腱板損傷 肩関節亜脱臼 上腕骨骨折	periarthritis (frozen shoulder) rotator cuff injury shoulder dislocation humerus fracture
3) 膝関節	変形性関節症 偽痛風 半月板/靱帯損傷 化膿性関節炎 痛風	osteoarthritis pseudogout meniscal or ligament damage suppurative arthritis gout

② 問診

腰痛のROS

- 腰痛のROSとして，①発熱，体重や食欲の変化（感染症，膠原病や悪性腫瘍の鑑別），②外傷，③感覚障害（神経圧迫の鑑別），などがあげられる．

① **全身性疾患（感染症，膠原病や悪性腫瘍）の鑑別（発熱や体重・食欲低下）**

> **ex.** **Do you have a fever?**
> 熱はありますか？
>
> **Have you noticed any changes in your appetite (/ weight)?**
> 食欲（/ 体重）の変化はありますか？

② **外傷性疾患の鑑別**

- 外傷や運動負荷について聴取する．

> **ex.** **Do you have any idea what may be causing your pain?**
> 関節の痛みが起こった原因として何か思い当たりますか？

③ **神経圧迫の鑑別（感覚障害の有無）**

> **ex.** **Do you have numbness?**
> しびれを感じますか？

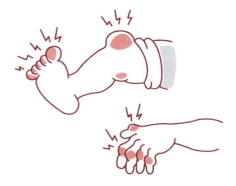

part II §2 全身症状

1 疼痛以外の症状に対する共通のアプローチ

Point

☑ 現病歴の聴取にあたっては，疼痛に対する①〜⑧のアプローチ（Part I §1-2）のうち，④はじまり，⑥持続時間や変化，⑦増悪・軽快因子，⑧関連症状の4項目を中心に問診する．

- Part II §1では疼痛に関するアプローチを説明したが，本項以降では疼痛以外の主訴に関するアプローチについて解説する．

- 本項以降で解説する主訴については，症状別に聴取すべき特異的な質問があるため，これらを分けて記載する．

共通して聴取すべき内容

① 症状のはじまり

ex. **When did it start?**
　　症状はいつからはじまりましたか？

Did it start suddenly or gradually?
　　症状は突然はじまりましたか？それとも徐々にはじまりましたか？

② 持続期間や変化

ex. **Is it getting better or getting worse?**
　　よくなっていますか，それとも悪くなっていますか？

How long does it last?
　　どれくらい続きますか？

③ 増悪・軽快因子

ex. **Does anything make it worse?**
　　悪くなるきっかけはありますか？

Does anything make it better?
　　良くなるきっかけはありますか？

④ 関連症状（各項で説明)

II-§2 全身症状　101

part II §2 全身症状

全身倦怠感 (fatigue)

Point

- ☑ 「体がだるい」，「疲れやすい」といった表現は英語で，"I'm feeling tired"，"I feel exhausted" などと表現される．そのほかにも，"I feel beat"，"I feel pooped"，"I feel out of power" などと表現される場合もある．

- ☑ 全身倦怠感をきたす疾患は，①器質的疾患，②精神疾患，③生理的疲労，④慢性疲労症候群，などさまざまであり，なかでも器質的疾患を問診で除外することが重要である．

診察の流れ

- ▶ 現病歴の問診…①Part II §2-1を参考に問診する（はじまり，継続時間，増悪・軽快因子，関連症状），②症状の経過の聴取，③全身のスクリーニングを行い，鑑別疾患を絞る
- ▶ 現病歴以外の問診…Part I §1-3を参考に順に問診する
- ▶ 身体診察…貧血・甲状腺腫大の有無の他，疑われる疾患に準じた診察

Vocabulary

専門	fatigue [fətíːg]	名 全身倦怠感，疲労
口語	feel down	動 元気がない
口語	unusual [ʌnjúːʒuəl]	形 普通ではない，いつもと違う
口語	medication [mèdɪkéɪʃn]	名 薬
口語	thirsty [θɚ́ːsti]	形 のどが渇く

1 問診

症状の経過（現病歴の問診②）

- ● 症状の度合いについて下記のように問診すると経過や詳細が理解しやすい．

ex. **On a scale of 1 to 10, 10 being usual energy level, how do you rate your energy now?**
1から10のうち，10をいつものやる気がある状態とします．今はいくつ位ですか？

What's your energy level?
疲れ具合はいかがですか？

How about a month ago?
1カ月前はどうでしたか？

全身のスクリーニング（現病歴の問診③）

● 鑑別のために，下記のように全身のスクリーニングをする（筆者は頭文字をとって **PSVINDICATE** と暗記している）．その結果，疑われる疾患があればフォーカスを絞り詳細に問診していく．

① **P：精神疾患（psychogenic）**〔例：うつ病（depression），睡眠障害（sleep disorders）〕

● 下記のスクリーニングで気分障害が疑われた場合には②で後述する8項目（p.105）を聴取する．

ex. **Have you been feeling down recently?**
気分の落ち込みはありますか？

Have you been sleeping well?
夜は眠れていますか？

Have you been under unusual stress?
（普段の生活で）通常以上のストレスを感じていますか？

② **S：体を動かさないライフスタイル（sedentary lifestyle）**

ex. **Do you exercise regularly?**
定期的に運動していますか？

③ **V：血管疾患（vascular）**：末梢神経症状の有無〔例：脳梗塞（stroke）など〕

ex. **Do you feel numb?**
しびれはありますか？

④ I：感染症（infection）：発熱の有無

ex. **Do you have a fever?**
熱はありますか？

⑤ N：悪性腫瘍（neoplastic）：体重・食欲の変化や排便異常の有無

ex. **Do you have any changes in your weight or appetite?**
体重や食欲に変化はありますか？

Have you noticed any changes in your bowel movements?
排便に変化はありますか？

⑥ N：神経疾患（neurogenic）：高次機能や歩行障害の有無〔例：重症筋無力症（myasthenia gravis），多発性硬化症（multiple sclerosis）〕

ex. **Do you have any difficulty remembering things?**
記憶力に変化はありますか？

Do you have any difficulty walking?
歩きにくいことはありますか？

⑦ D：薬剤性（drugs）

ex. **Have you had any change in your medication recently?**
最近，薬の内容が変わりましたか？

⑧ I：特発性（idiopathic）〔例：慢性疲労症候群（chronic fatigue syndrome）〕

● 他疾患の除外を行い，判断する.

⑨ C：慢性疾患（chronic illness）〔例：COPD，慢性腎不全（renal failure）〕

ex. **Do you have difficulty breathing?**
息苦しさを感じますか？

Have you noticed any swelling in your legs?
足のむくみを感じることはありますか？

⑩ A：膠原病（autoimmune）：関節痛の有無

ex. **Do you have pain in your joints?**
関節痛はありますか？

⑪ T：中毒（toxic）

● アルコール，薬物などについて問診する（p.30参照）

⑫ E：内分泌疾患（endocrine）〔例：糖尿病，甲状腺機能低下症，貧血〕

【糖尿病の鑑別：口渇や頻尿の有無】

ex. **Do you feel more thirsty than usual?**
いつもより喉の渇きを強く感じますか？

Do you go to the bathroom more often?
普段よりお手洗いに行く回数が増えましたか？

【甲状腺機能低下症：寒気の有無】

ex. **Do you feel cold all the time?**
普段から寒気を感じますか？

【貧血】

ex. **Do you feel lightheaded?**
ふらっと気の遠くなるようなめまいを感じますか？

❷ 気分障害が疑われる場合

● 随伴症状がなく，うつ病など気分障害が疑われる場合，下記の8項目について聴取する．5項目以上で回答が"yes"の場合，うつ病の可能性を考える（頭文字をとって **SIGECAPS** と記憶する）．

① S：睡眠障害（sleep）

ex. **Have you had any trouble sleeping recently?**
睡眠のトラブルはありますか？

② I：興味減退（interest）

ex. **Have you lost interest in everyday life or work?**
日々の生活や仕事に対して興味がなくなったと感じますか？

Ⅱ-§2 全身症状 | 105

③ G：罪（<u>g</u>uilt）

ex. **Do you feel guilty about anything?**
何か罪深さを感じますか？

④ E：エネルギーの低下（decreased <u>e</u>nergy）

ex. **On a scale 1 to 10, how is your energy level now?**
1から10のスケールで今のエネルギーレベルはいくつであると感じますか？

⑤ C：集中力の低下（<u>c</u>oncentrate）

ex. **Do you have difficulty concentrating?**
集中力が低下したと感じますか？

⑥ A：食欲低下（<u>a</u>ppetite）

ex. **Have you noticed any changes in your appetite?**
食欲に変化がありますか？

⑦ P：精神症状（<u>p</u>sychomotor agitation）

ex. **Do you feel restless or down?**
落ち着かなかったり，気持ちが落ち込んだりしますか？

⑧ S：自殺企図（<u>s</u>uicidal ideation）

ex. **Have you ever considered harming yourself?**
これまでに自殺したいと考えたことはありますか？

Have you ever thought that you wanna die?
死んでしまいたいと考えたことはありますか？

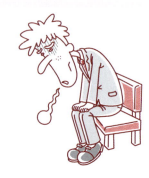

会話例 11 最近，疲れやすいんです

[患者：60歳，男性]

現病歴の問診

Dr How can I help you today?
本日はどうされましたか？

Pt I've been getting tired easily and it's been difficult to concentrate on my job. My body weight has dropped these few months.
疲れやすく仕事に集中できません．ここ数カ月で体重も落ちました．

Dr When did it start?
それはいつごろからですか．

Pt About 3 months ago.
3カ月くらい前からです．

Dr Is it getting better or worse?
よくなっていますか，それとも悪くなっていますか？

Pt I think it's getting worse.
悪くなっていると思います．

Dr What makes it worse?
悪くなるきっかけは何ですか？

Pt I'm not sure.
よくわかりません．

Dr OK. Does anything make it better?
わかりました．良くなるきっかけはありますか？

Pt No.
ありません．

Dr On a scale of 1 to 10, 10 being usual energy level, how do you rate your energy now?
1から10のうち，10をいつものやる気がある状態とします．今はいくつ位ですか？

Pt It's 2 or 3.
2か3です．

Dr How about a month ago?
　1カ月前はどうでしたか？

Pt It was 7 to 9.
　7〜9でした.

全身のスクリーニング

Dr Have you been feeling down recently?
　気分の落ち込みはありますか？

Pt Yeah, a little. Because my job isn't going well.
　はい，少しだけ．仕事がうまくいかないので.

Dr Have you been sleeping well?
　夜はよく眠れていますか？

Pt Yeah.
　はい.

Dr Have you been under unusual stress?
　（普段の生活で）通常以上のストレスを感じることがありますか？

Pt Yeah, I guess. It's because my work has been tough.
　そうですね，そう思います．仕事がずっと大変だったものですから.

Dr Do you exercise regularly?
　定期的に運動していますか？

Pt Yeah, I take a walk 2 or 3 times a week.
　はい，週に2〜3回散歩をしています.

Dr Do you feel numb?
　しびれはありますか？

Pt No.
　いいえ.

Dr Do you have a fever?
　熱はありますか？

Pt No.
　いいえ.

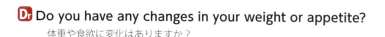

Dr Do you have any changes in your weight or appetite?
体重や食欲に変化はありますか？

Pt As I said before my weight has dropped 3 kilograms in the last month and my appetite is less than before.
先ほど言ったとおり，ここ１カ月で体重が3kg減りまして，食欲も前より落ちました．

Dr Have you noticed any changes in your bowel movements?
排便に変化はありますか？

Pt I've been a little constipated recently.
最近，少し便秘気味です．

Dr Do you have any difficulty remembering things?
記憶力に変化はありますか？

Pt No.
いいえ．

Dr Do you have any difficulty walking?
歩きにくいことはありますか？

Pt No.
いいえ．

Dr Do you have difficulty breathing?
呼吸のしづらさを感じますか？

Pt No.
いいえ．

Dr Have you noticed any swelling in your legs?
足のむくみを感じることはありますか？

Pt No.
いいえ．

Dr Do you have pain in your joints?
関節痛はありますか？

Pt No.
いいえ．

Dr Do you feel more thirsty than usual?
　以前より喉の渇きを強く感じますか？

Pt No.
　いいえ．

Dr Do you feel cold all the time?
　普段から寒気を感じますか？

Pt No.
　いいえ．

Dr Do you feel lightheaded?
　ふらっと気の遠くなるようなめまいを感じますか？

Pt No.
　いいえ．

Dr Have you ever had a similar problem before?
　これまでに同様の症状はありましたか？

Pt No, this is the first time.
　いいえ，これが初めてです．

まとめ

Dr You're being examined for fatigue, appetite loss and weight loss for the last 3 months, right? You have a little constipation, but no other symptoms. Is that correct?
　本日はだるさ，食欲不振，ここ 3 カ月の体重減少のために受診していただいたのですね．またやや便秘気味とのことですが，ほかに症状はない．以上でよろしいですか？

Pt It's correct.
　そのとおりです．

Advice

このケースでは，60 歳の男性が，3 カ月前から倦怠感と食欲低下が徐々に進行していると訴え受診した．陽性症状として便秘を有しており，年齢から「大腸癌」など器質的疾患の可能性を考慮する．また，通常以上のストレスを感じるとのことで，うつ病のスクリーニングを行ってもよい．

part II §2 全身症状

3 体重減少 (weight loss)

☑ 体重減少も全身倦怠感（前項）同様にさまざまな疾患で生じる．その程度や食事について聴取するとともに全身をスクリーニングし鑑別診断を考える．

診察の流れ

▶ 現病歴の問診…①Part Ⅱ §2-1を参考に問診する，②体重減少の程度，③食事摂取の状況，④全身のスクリーニングを行う

▶ 現病歴以外の問診…①Part Ⅰ §1-3を参考に順に問診する，②活動度を聴取する

Vocabulary

口語	weight loss	名	体重減少
口語	lose [lúːz]	動	（体重を）減らす
口語	diet [dáɪət]	名	ダイエット，食事
口語	follow diet	動	ダイエットをする
口語	balanced diet	名	平衡食，バランスのとれた食事

1 問診

体重減少の程度

● 体重減少の程度を確認する（2 pounds＝約1kg）．

> **ex.** **How much did you lose?**
> どのくらいやせましたか？
>
> **How many kilograms (/ pounds) did you lose?**
> 何kg（／ポンド）やせましたか？
>
> **Do you feel your clothes are looser than before?**
> 以前と比較して服がゆるくなった感じがしますか？

食事摂取の状況

- 体重減少では食事の摂取状況やダイエットの施行について確認する.

> **ex. Are you on any diet?**
> ダイエット中ですか？
>
> **Do you have a balanced diet?**
> バランスのとれた食事をしていますか？
>
> **Do you eat three times a day?**
> 食事は1日3回していますか？

全身のスクリーニング（現病歴の問診④）

- 全身倦怠感の項で解説した鑑別診断（**PSVINDICATE**, p103）を考慮し, 症状をスクリーニングする.
- 体重減少では甲状腺機能亢進症のスクリーニングが重要である.

E：内分泌疾患（endocrine）：甲状腺機能亢進症のスクリーニング

> **ex. Do you feel heart pounding (/ racing)?**
> 動悸を感じますか？

活動度の聴取（現病歴以外の問診②）

- 過度の運動・トレーニングなどでも体重減少を生じるため, 生活歴のなかで活動度を聴取する.

> **ex. Do you exercise regularly?**
> 運動はしていますか？
>
> **Have you had any change in your exercise?**
> 日々の運動において何か変化はありますか？
>
> **Could you please tell me about your exercise?**
> どんな運動をしているのか教えていただけますか？

part II §3 循環器・呼吸器症状

1 動悸 (palpitation)

Point

- ☑ 動悸を有する患者は，"My heart is racing" や "My heart was pounding" などと表現する．

- ☑ ほとんどの場合，患者さんは受診時に動悸を自覚していないため，英語は過去形を用いて，動悸の発現様式や内容（脈拍の質）について聴取する．

診察の流れ

- ▶ 現病歴の問診…①Part II §2-1を参考に問診する，②症状出現時の状況，③脈拍の質（整か不整か）を聴取する
- ▶ 現病歴以外の問診…Part I §1-3を参考に順に問診する（女性では月経過多⇒貧血の可能性も考慮する）
- ▶ 身体診察…心血管系の診察（Part I §2-1），貧血や甲状腺腫大の有無を確認（Part I §2-4）

Vocabulary

専門 palpitation [pǽlpətéɪʃən]	名 動悸	口語 heart pounding
口語 irregular [ɪrégjələ˞]	形 不規則な	
口語 lightheaded [làɪthédəd]	形 頭がふらふらする，めまいがする	
口語 pass out	意識を失う	

1 鑑別診断

- 動悸の原因は，①心原性，②高心拍出性（二次性），③そのほか（精神疾患など），に分類される．詳細な問診，症状出現時の心電図や診察をもとに疾患を特定する．

❖ 表　動悸の鑑別

	日本語表現	英語
1）心原性	①不整脈	**arrhythmia**
	a. 規則正しい脈	Regular rhythm
	発作性上室性頻拍	paroxysmal supraventricular tachycardia
	心房粗動	atrial flutter
	心室頻拍	ventricular tachycardia
	b.不規則な脈	Irregular rhythm
	心房細動	atrial fibrillation
	②虚血性心疾患	**ischemic heart disease**
	心筋梗塞	myocardial infarction（口語：heart attack）
	狭心症	angina pectoris
	③心不全	**heart failure**
2）高心拍出性 　　（二次性）	①内分泌疾患	**endocrine disease**
	甲状腺機能亢進症	hyperthyroidism
	貧血	anemia
	②呼吸器疾患	**respiratory disease**
3）その他	①薬剤性	**drug-induced**
	②精神疾患	**psychogenic**

❷ 問診

症状出現時の状況（現病歴の問診②）

● 動悸が起こった際に何をしていたか確認する.

ex. What were you doing when your problem started?

動悸が始まったとき，何をしていましたか？

脈拍の質

● 問診により**脈拍が整か不整**かを判断する.

ex. Did you feel an irregular heart beat or a constant but slightly fast beat?

脈のリズムは乱れていましたか？それとも一定でやや速いリズムでしたか？

動悸のROS

● ROSでは**二次性に生じる頻脈**（①**発熱**，②**甲状腺機能亢進症**，③**貧血**）の鑑別を行う.

① 発熱の鑑別

> **ex.** **Do you have a fever?**
> 熱はありますか？

② 甲状腺機能亢進症の鑑別（下痢・寝汗・体重減少の有無）

> **ex.** **Do you have diarrhea?**
> 下痢はありますか？
>
> **Do you have night sweat more than usual?**
> いつもより寝汗が多くなったと感じますか？
>
> **Do you feel your clothes are looser than before?**
> 以前と比較して服がゆるくなったと感じますか？

③ 貧血の鑑別（めまい・意識障害の有無）

> **ex.** **Do you feel lightheaded?**
> ふらっと気の遠くなるようなめまいは感じますか？
>
> **Have you passed out?**
> 意識がなくなったことはありますか？

月経歴の聴取

● Part Ⅱ §1–3で示した月経歴の聴取に加え（p.94），出血量について聴取する.

> **ex.** **How many pads or tampons do you use per day?**
> 1日どれ位パッドもしくはタンポンを使用しますか？

Ⅱ-§3 循環器・呼吸器症状　**115**

会話例 12 　突然，動悸がした

［患者：25歳，女性］

Dr How can I help you today?
　本日はどうされました？

Pt When I was working a while ago, I suddenly felt a pounding heartbeat. And it surprised me so I came in today.
　先ほど仕事をしていたら突然に動悸がしたので，びっくりして受診しました．

Dr What were you doing when your problem started? Could you tell me more about it?
　動悸が始まったとき，何をしていましたか？もう少し詳しく聞かせてもらえますか？

Pt I was sitting down at work doing my job when the symptoms started. I lay down for a while and it got better, but I am worried about it so I came in today.
　動悸がでたとき，会社で座って仕事をしていました．しばらく横になったところ良くなったのですが，やはり気になって受診しました．

Dr So, you don't have any symptoms now, right?
　今は，症状はないのですね．

Pt No.
　ありません．

Dr When did it start?
　症状はいつから始まりましたか？

Pt Around 2 hours ago.
　2時間くらい前です．

Dr How long did it last?
　どれくらい続きましたか？

Pt Maybe, 5 minutes.
　大体5分くらいです．

Dr Did anything make it worse?
　何か悪くなるきっかけはありますか？

Pt No.
　いいえ？

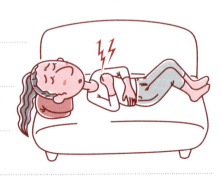

116　やさしい英語で外来診療　新装版

Dr Did anything make it better?

良くなるきっかけはありますか？

Pt When I lay down it got better.

横になったらおさまりました.

Dr Did you feel an irregular heartbeat or a constant but slightly fast beat?

脈のリズムは一定でしたか？それとも一定でやや速いリズムでしたか？

Pt Hmmm, I think it was constant but slightly fast.

うーん，一定だったと思います.

Dr Do you have a fever?

熱はありますか？

Pt No.

いいえ.

Dr Do you feel lightheaded?

ふらっと気の遠くなるようなめまいはありますか？

Pt No.

いいえ.

Dr Do you have diarrhea?

下痢はありますか？

Pt No.

いいえ.

Dr Have you passed out?

気を失ったりはしましたか？

Pt Never.

していません.

Dr Have you ever had a similar problem before ?

以前にも，同じような症状が出たことはありますか？

Pt No, it was the first time, so I was very surprised.

いいえ，はじめての経験なのでびっくりしました.

Ⅱ-§3 循環器・呼吸器症状　117

part II §3 循環器・呼吸器症状

2 呼吸困難 (dyspnea)

Point

- ☑ 呼吸困難は，"out of breath"，"short of breath"，"difficulty breathing" などと表現する．

- ☑ 呼吸困難は急性と慢性に分類される．急性の場合には致死的な疾患の可能性があるため，血液や胸部単純X線などの検査が優先される．本項では比較的診療時間に余裕のある慢性の呼吸困難について概説する．

診察の流れ

- **現病歴の問診**…①Part II §2-1を参考に問診する，②呼吸困難の質について確認する
- **現病歴以外の問診**…Part I §1-3を参考に順に問診する
- **身体診察**…循環器系，呼吸器系の診察（Part I §2-1，§2-2），貧血の有無の確認

Vocabulary

専門	dyspnea [dís(p)niə]	名 呼吸困難
口語	rest [rést]	名 休憩
口語	lie down	動 横になる
口語	passive smoking	名 受動喫煙
口語	inhale [ɪnhéɪl]	動 吸入する

1 鑑別診断

- 症状の持続期間により，急性か慢性かを考える．急性呼吸困難を生じる病態は重篤な疾患が多いため，致死的な疾患を除外することが重要である．

    ex. Did it start suddenly or gradually?
    症状は，突然はじまりましたか？それとも徐々にはじまりましたか？

❖ 表1　呼吸困難の鑑別（急性）

	日本語	英語
1) 呼吸器疾患 　（respiratory disease）	気胸	pneumothorax
	気管支喘息	asthma
	細菌性肺炎	bacterial pneumonia
	悪性腫瘍	cancer
	気管支異物	foreign body
2) 循環器疾患 　（cardiovascular disease）	肺塞栓	pulmonary embolism
	心不全	heart failure
3) その他	パニック障害	panic disorder

❖ 表2　呼吸困難の鑑別（慢性）

	日本語	英語
1) 呼吸器疾患 　（respiratory disease）	慢性閉塞性肺疾患	chronic pulmonary obstructive disease（COPD）
	間質性肺炎	interstitial pneumonia
	胸水	pleural effusion
2) 神経筋疾患 　（neurological disorder）	筋委縮性側索硬化症	amyotrophic lateral sclerosis（ALS）
	パーキンソン病	Parkinson's disease
3) その他	貧血	anemia
	甲状腺機能亢進症	hyperthyroidism

② 問診

呼吸困難の質（現病歴の問診②）

① 呼吸困難の程度

● 呼吸困難の程度や変化を確認する.

ex. **How long can you walk without rest?**
　　休みなしでどれ位歩けますか？

How does this problem affect your everyday life?
　　日々の生活にどのような影響を与えていますか？

Ⅱ-§3　循環器・呼吸器症状　119

② 症状の変化

 How about a month ago?
1カ月前はどうでしたか？

③ 起座呼吸の有無

- 軽快・増悪因子に加えて，**起座呼吸の有無**を確認する．

 Does your problem get worse when you lie down?
横になると症状は悪くなりますか？

呼吸困難のROS

- 呼吸困難のROSとして，①咳嗽・痰（呼吸器疾患の鑑別），②体重や食欲変化（悪性腫瘍の鑑別），③下腿浮腫や動悸（心疾患の鑑別），④貧血症状，などがあげられる．

① 呼吸器疾患の鑑別（咳や痰の有無）

 Do you have a cough or phlegm (/ mucous)?
咳や痰は出ますか？

② 悪性腫瘍の鑑別（体重や食欲の変化の有無）

 Do you have any changes in your weight or appetite?
体重や食欲に変化はありますか？

③ 循環器疾患の鑑別（下腿浮腫や動悸の有無）

 Have you noticed any swelling in your legs?
足のむくみを感じることはありますか？

Do you feel your heart pounding (/ racing)?
動悸を感じることはありますか？

④ 貧血の鑑別

 Do you feel lightheaded?
ふらっと気の遠くなるようなめまいを感じますか？

現病歴以外の問診

- Part Ⅰ §1-3の内容に加え，**受動喫煙の有無**や**粉塵暴露の有無**についても聴取する．

① 受動喫煙歴

- 喫煙歴がない場合は受動喫煙の有無についても確認する．

     Does anyone around you smoke?
    周りに喫煙している人はいますか？

    Has anyone around you smoked?
    周りに喫煙していた人はいますか？

② 粉塵暴露歴

- 生活歴では，職業歴や粉塵吸入歴について聴取する．

     What is your work? (/ What do you do for a living?)
    お仕事は何をされていますか？

    Have you inhaled dust in your work?
    仕事で粉塵を吸入したことはありますか？

    Any dusty environment at work?
    仕事で悪環境だったことはありますか？

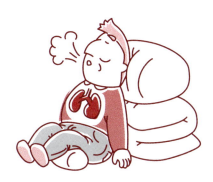

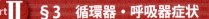

part II §3 循環器・呼吸器症状

3 咳・痰 (cough / sputum)

Point

☑ 喀痰をきたす疾患は多様であるが，頻度の高い疾患（上気道炎や肺炎）と診断の遅延が予後に影響を与える疾患（肺がん，肺結核や心疾患）を念頭に置いて問診する．

診察の流れ

▶ 現病歴の問診…①Part II，2-1を参考に問診する，②痰の詳細について確認する

▶ 現病歴以外の問診…Part I，1-3を参考に順に問診する

▶ 身体診察…呼吸器系の診察（Part I §2-2），必要に応じ循環器系の診察（Part I §2-1），口腔内・リンパ腺の診察（Part I §2-4）を行う

Vocabulary

口語 cough [kɔ́:f]	名 咳　動 咳をする	
口語 phlegm [flém]	名 痰	専門 sputum
口語 thin [θín]	形 水のような，さらさらした	
口語 thick [θík]	形 どろどろした	
専門 asthma [ǽzmə]	名 喘息	

1 鑑別診断

● 咳嗽は，持続期間によって①急性（3週以内），②遷延性（3〜8週），③慢性（8週以上）に分類される．**急性咳嗽はほとんどがウイルス感染を中心とした感染症であるのに対し，慢性咳嗽では非感染症を考慮**する．

122　やさしい英語で外来診療　新装版

表1 咳・痰の鑑別（急性）

		日本語	英語
1) 感染症	上気道炎	bronchitis
	肺炎	pneumonia
	副鼻腔炎	sinusitis
2) 非感染症	気道異物	foreign body

表2 咳・痰の鑑別（慢性）

	日本語		英語
1) 感染症	肺結核		tuberculosis
2) 非感染症	①呼吸器疾患		
		感冒後咳嗽	post infectious cough
		喘息	asthma
		肺がん	lung cancer
		慢性閉塞性肺疾患	chronic pulmonary odstru-ctive disease (COPD)
	②その他		
		後鼻漏	post nasal drip
		胃食道逆流症	gastroesophageal reflux disease（GERD）
		薬剤性	drug related

2 問診

痰の詳細

● ①痰が漿液性か粘液性か，②血痰の有無，について聴取する．

① 痰の質

ex. **Is your phlegm thin or thick?**
痰はサラサラしていますか？粘り気がありますか？

② 血痰の有無

● 血痰の有無について聴取し，有する場合にはその量や程度を確認する．

ex. **Did you see any blood in your phlegm?**
痰に血は混じっていましたか？

Ⅱ-§3　循環器・呼吸器症状　123

Is the amount of blood in your phlegm more or less than a teaspoon?

血液の量は小さじ1杯より多いですか？少ないですか？

咳・痰のROS

- 咳・痰のROSとして，①発熱（感染症の鑑別），②呼吸困難（喘息やCOPDなどの呼吸器系疾患の鑑別），③体重や食欲の変化（悪性腫瘍の鑑別），④下腿浮腫や動悸（心疾患の鑑別），⑤頭痛（副鼻腔炎の鑑別），などがあげられる．

① 感染症の鑑別（発熱の有無）

ex. **Do you have a fever?**

熱はありますか？

② 呼吸器系疾患の鑑別（呼吸困難の有無）

ex. **Do you feel short of breath?**

呼吸困難を感じますか？

③ 悪性腫瘍の鑑別（体重や食欲の変化）

ex. **Do you have any changes in your weight or appetite?**

体重や食欲に変化はありますか？

④ 心疾患の鑑別（下腿浮腫や動悸の有無）

ex. **Have you noticed any swelling in your legs?**

足のむくみを感じることはありますか？

Do you feel heart ponding (/ racing)?

動悸を感じることはありますか？

⑤ 副鼻腔炎の鑑別（頭痛の有無）

ex. **Do you have a headache?**

頭痛はありますか？

現病歴以外の問診

- Part I §1-3 の内容に加え，**同様症状の有無や喘息の既往歴や家族歴**を聴取する．

① 同様症状の有無

- 同様症状の有無を確認する．

ex. **Does anybody around you have a similar problem?**
周囲に同じような症状のある方はいますか？

② 喘息の既往歴，家族歴

- 既往歴や家族歴では喘息の有無を加えて聴取する．

ex. **Have you ever had asthma?**
喘息といわれたことはありますか？

Does anyone in your family have asthma?
家族に喘息の方はいますか？

※**会話例は，付録1［会話例19］を参照**

part II §4 消化器症状

1 嘔気・嘔吐（nausea / vomiting）

Point

- ✓ 「気持ち悪い」，「吐きそう」は，口語で"I feel sick."と表現される（「調子が悪い」などと直訳しないよう注意する）．そのほか，"I feel like throwing up"や"I feel nauseous"とも表現される．

- ✓ 嘔気・嘔吐はさまざまな病変に伴って生じるため，受診時の患者の症状や全身状態から中枢性か末梢性かを鑑別する．中枢神経病変に伴う嘔気・嘔吐や，女性では妊娠を見逃さないように心がける．

診察の流れ

- ▶ **現病歴の問診**…① Part II §2-1を参考に問診する，② 嘔吐の詳細を聴取する
- ▶ **現病歴以外の問診**…Part I §1-3を参考に順に問診する
- ▶ **身体診察**…腹部の診察（Part I §2-3），必要に応じ眼血膜（Part I §2-4），心音・呼吸音（Part I §2-1，§2-2）

Vocabulary

口語	feel sick	むかむかする，吐きそう
口語	nausea [nɔ́ːziə]	名 吐き気，嘔気
口語	vomit [vɑ́mət]	名 吐物 動 嘔吐する
口語	vomiting [vɑ́mətɪŋ]	名 嘔吐
口語	painkiller [péɪnkɪlɚ]	名 鎮痛薬，痛み止め
口語	pain relief	名 除痛，緩和
口語	tablet [tǽblət]	名 錠剤

1 鑑別診断

- 嘔吐は中枢性と末梢性の嘔吐に分類される．**食事との関連性や関連症状から，消化器疾患か否かを鑑別する．**

❖ 表1　嘔気・嘔吐の鑑別（中枢神経嘔吐）

		日本語	英語
1）脳圧亢進		脳腫瘍	brain tumor
		脳血管疾患	cerebrovascular disease（口語：stroke）
		髄膜炎	meningitis
		脳膿瘍	brain abscess
2）脳血流障害		片頭痛	migraine
		脳梗塞	cerebral infarction（口語：stroke）
3）代謝異常		妊娠悪阻	hyperemesis gravidarum
		糖尿病	diabetes
		尿毒症	uremia
		薬物	drug-related

❖ 表2　嘔気・嘔吐の鑑別（末梢神経嘔吐）

		日本語	英語
1）消化器疾患		胃食道逆流症	gastroesophageal reflux disease（GERD）
		食道癌	esophageal cancer
		アカラシア	achalasia
		胃・十二指腸潰瘍	peptic ulcer disease
2）心疾患		心筋梗塞	myocardial infarction（口語：heart attack）
		心不全	heart failure
3）泌尿器生殖器疾患		尿路結石	Nephrolithiasis
		卵巣嚢腫茎捻転	ovarian torsion

②　問診

嘔吐の詳細（現病歴の問診②）

①食事との関連性

● 嘔吐が**食直後の場合は食道病変**を，**30分以内であれば胃の病変**を，**数時間後であれば十二指腸以降の病変**を考慮する．

ex. **How long after your last meal did you start vomiting?**
　　　食事後どれ位してから吐き始めましたか？

Ⅱ-§4　消化器症状　127

② 色

ex. **What color was your vomit?**
吐物は何色ですか？

③ 吐血の有無

ex. **Did you see any blood in it?**
血液は混ざっていましたか？

④ 吐血の詳細

● 血液の混入がある場合にはその性状や量を確認する.

【性状】

ex. **Did you see anything dark like coffee beans in your vomit?**
吐物の中にコーヒー豆のような黒いものが混ざっていましたか？

Did you see bright red blood in your vomit?
吐物の中に鮮血が混ざっていましたか？

【量】

ex. **Is the amount of blood more or less than a cup?**
吐いた血液の量はコップ1杯より多いですか？少ないですか

嘔気・嘔吐のROS

● 嘔気・嘔吐，ROSとして，①下痢，腹痛や発熱（消化器疾患の鑑別），②体重や食欲の変化（悪性腫瘍の鑑別），③頭痛（頭蓋内病変の鑑別），などがあげられる.

① 消化器疾患の鑑別（下痢や腹痛，熱の有無）

ex. **Do you have diarrhea (/ abdominal pain / a fever)?**
下痢（/ 腹痛 / 熱）はありますか？

② 悪性腫瘍の鑑別（体重や食欲の変化）

ex. **Do you have any changes in your weight or appetite?**
体重や食欲に変化はありますか？

③ 頭蓋内病変の鑑別（頭痛など頭蓋内圧亢進症状の有無）

ex. **Do you have a headache?**
頭痛はありますか？

現病歴以外の問診

● Part Ⅰ §1-3 で解説した内容に加え，①NSAIDsなど鎮痛薬の内服歴や，②最近の飲酒歴について聴取する．

① 鎮痛薬の内服歴

● 内服薬は，NSAIDsなど鎮痛薬（"pain reliet tablet"などの口語を使用する）の使用に関して聴取する（内服している場合にはその原因，期間，服用回数について聴取する）．

ex. **Have you taken a painkiller recently?**
最近，痛み止めを飲みましたか？

② 最近の飲酒歴

● 生活歴では最近の飲酒歴の聴取を詳細に行う．

ex. **Have you drunk alcohol recently?**
最近アルコールを飲みましたか？

Ⅱ-§4　消化器症状　129

part II §4 消化器症状

2 下痢・便秘 (diarrhea / constipation)

Point

☑ 下痢・便秘は，腹痛と並んで最も多く遭遇する消化器症状の1つである．下痢に伴う脱水，便秘で発症する大腸がんや腸閉塞など，診断の遅延が予後に影響を与える疾患を除外することが重要である．

診察の流れ

- 現病歴の問診…①Part II §2-1を参考に問診する，②排便異常の詳細を聴取する
- 現病歴以外の問診…①Part I §1-3を参考に順に問診する，②食事歴を詳細に聴取する
- 身体診察…腹部の診察（Part I §2-3），必要に応じ眼血膜（Part I §2-4），心音・呼吸音（Part I §2-1, §2-2）

Vocabulary

口語	**diarrhea** [dàɪərí:ə]	名 下痢
口語	**constipation** [kànstəpéɪʃən]	名 便秘
口語	**stool** [stú:l]	名 便
口語	**defecate** [défɪkèɪt]	動 排便する
口語	**have a bowel movement**	動 排便する
口語	**raw food** [rɔ́: fú:d]	名 生もの

Advice

完全な下痢にはなっていないものの少し緩い場合には，"I have loose stool." とも表現される．

鑑別診断

下痢

- 下痢は急性と慢性に分類され，**急性の90%以上は感染症が原因**である．一方，**3週間以上持続した慢性下痢では原因のほとんどが非感染性**である．

❖ 表1　下痢の鑑別（急性）

		日本語	英語
1)	感染症	ウイルス性（胃腸炎）	viral (gastroenteritis)
		細菌性（胃腸炎）	bacterial (gastroenteritis)
		寄生虫（胃腸炎）	parasitic (gastroenteritis)
		偽膜性腸炎	pseudomembranous colitis
2)	非感染症	食中毒	food poisoning
		過敏性腸症候群	irritable bowel disease

❖ 表2　下痢の鑑別（慢性）

		日本語	英語
1)	炎症性	クローン病	Crohn's disease
		潰瘍性大腸炎	ulcerative colitis
2)	運動機能障害性	過敏性腸症候群	inflammatory bowel disease
		糖尿病	diabetes
3)	浸透圧性	吸収不良症候群	malabsorption syndrome
		ラクターゼ欠乏症	lactose intolerance
4)	脂肪性	セリアック病	celiac disease
		ウイップル病	Whipple disease
5)	分泌性	カルチノイド	carcinoid
		ガストリノーマ	gastrinoma

便秘

- 多くは加齢などに伴う**機能性便秘**であるが，大腸がんや緊急処置を要する腸閉塞など器質的疾患に伴う便秘の可能性を考慮して問診することが重要である．

表3 便秘の鑑別

	日本語	英語
1) 器質的便秘	大腸がん	colon cancer
	腸閉塞	ileus, bowel obstruction
2) 機能性便秘	過敏性腸症候群	irritable bowel syndrome
3) 神経疾患	パーキンソン病	Parkinson's disease
	糖尿病	diabetes
4) 代謝性疾患	甲状腺機能低下症	hypothyroidism
	高カルシウム血症	hypercalcemia
5) 薬剤性	抗コリン薬	drug-related constipation
	向精神病薬など	

2) 問診

● 症状が下痢（軟便）であるのか，便秘であるのかを確認する．

ex. **How often do you have bowel movements?**

どれくらいの頻度で排便しますか？

Are your stools soft or hard?

便は軟らかいですか？固いですか？

下痢・便秘の ROS

● 排便異常のROSとして，①発熱（感染症の鑑別），②体重や食欲の変化（悪性腫瘍の鑑別），③腹痛やガス排出の有無（器質性疾患の鑑別）などがあげられる．

① 感染症の鑑別（発熱の有無）

ex. **Do you have a fever?**

熱はありますか？

② 悪性腫瘍の鑑別（体重や食欲の変化）

ex. **Do you have any changes in your weight or appetite?**

体重や食欲に変化はありますか？

③ 器質的疾患の鑑別（腹痛やガス排出の有無）

● 器質的疾患を見落とさないよう腹痛やガス排出はあるか，など関連症状の聴取を行う．

132 やさしい英語で外来診療 新装版

ex. Do you have abdominal pain?
腹痛はありますか？

Are you passing gas?
おならは出ていますか？

現病歴以外の問診

● 同様症状の有無では，過去だけでなく周囲の症状の有無についても聴取する．

ex. Does anyone you know have the same problem?
お知り合いの方で同じ症状の方はいますか？

食事歴の詳細

● 生活歴の中で食事摂取に関する事項を詳細に問診する．

【下痢】

ex. Have you eaten <u>raw foods</u> such as fish or meat recently?
最近，生魚や肉などの生ものを食べましたか？

【便秘】

ex. Do you frequently eat fatty or oily food?
脂肪や油分の多い食事を頻繁にしますか？

Do you frequently eat fruits and vegetables?
フルーツや野菜をきちんと食べていますか？

Are you on any diet?
ダイエット中ですか？

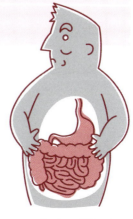

会話例 13　昨日から下痢がひどくて，お腹も痛い

［患者：35歳，男性］

現病歴の問診

Dr How can I help you today?
　本日はどうされましたか？

Pt I feel sick and have no appetite. I also have diarrhea and so I've been frequently going to the toilet.
　気持ち悪くて食欲がありません．それから下痢があって何度もトイレに行きます．

Dr When did it start?
　それはいつごろからですか．

Pt Yesterday.
　昨日からです．

Dr How often do you have a bowel movement?
　どれくらいの頻度で排便しますか？

Pt Every 1-2 hours.
　1〜2時間おきにトイレに行っています．

Dr Is it getting better or worse?
　よくなっていますか，それとも悪くなっていますか？

Pt I think it's getting worse. My stools were kind of soft yesterday, and only watery today.
　悪くなっていると思います．昨日はどちらかといえば軟らかい便でしたが，今日からはトイレに行っても水のようなものが出るだけです．

Dr Does anything make it worse?
　悪くなるきっかけはありますか？

Pt If I drink water, I get diarrhea and feel sick, so I haven't been eating or drinking much.
　水を飲むと下痢が出て気持ち悪くなるのであまり飲んだり食べたりしていません．

Dr OK. Does anything make it better?
　わかりました．良くなるきっかけはありますか？

Pt No.

ないです.

Dr Do you have abdominal pain?

腹痛はありますか？

Pt Yeah. I have irregular abdominal pain.

はい．不規則に腹痛が起こります.

Dr When did it start?

いつから痛みますか？

Pt Since yesterday as well.

腹痛も昨日からです.

Dr Is it getting better or worse?

よくなっていますか，それとも悪くなっていますか？

Pt No change.

変わらないです.

Dr On a scale of 1 to 10, 10 being the worst pain of your life. How strong is your pain?

これまでで最も強い痛みを10とすると，今の痛みはどれくらいの強さですか？

Pt When it hurts, it's 6 or 7, otherwise 0.

痛いときは6か7くらいですが，今は痛くありません.

Dr Could you show me where it hurts?

どこが痛いか示していただけますか？

Pt When the pain comes, it hurts all over.

痛みがあるときは，全体的に痛いです.

Dr Does the pain move anywhere?

痛みはどこかに広がりますか？

Pt No, it doesn't.

いいえ.

Dr Does anything make it worse?

悪くなるきっかけはありますか？

Pt It hurts when I move or drink something.

動いたり，何かを飲んだりすると痛みが強くなります.

II-§4 消化器症状 135

Dr Does anything make it better?

良くなるきっかけはありますか？

Pt I feel better after going to the toilet.

トイレに行くと楽になります．

Dr Do you have a fever?

熱はありますか？

Pt My temperature is currently 99 degrees.

99°Fくらいの微熱があります．

Dr Do you have any changes in your weight?

体重に変化はありますか？

Pt Not sure, I haven't weighed myself.

測っていないので分かりません．

Dr Do you feel lightheaded?

ふらっと気の遠くなるようなめまいを感じますか？

Pt No.

いいえ．

Dr Have you ever had a similar problem before?

これまでに同様の症状はありましたか？

Pt No.

いいえ．

まとめ

Dr Thank you, Mr. Smith, let's summarize your case. You have diarrhea, nausea and appetite loss which started yesterday. You also have stomach pain and a fever, is that right?

ありがとうございます，スミスさん．それではこれまでのお話をまとめてみます．昨日から下痢と吐き気，食欲不振があるのですね．また腹痛と熱があるのですね．よろしいですか？

Pt It's correct.

そのとおりです．

136 やさしい英語で外来診療　新装版

part II §4 消化器症状

3 下血・血便 (blood in stool)

Point

☑ 下血は黒いタールのような便を，血便は赤く血の混じった便を排泄することである．下血は上部消化管由来であるのに対し，血便は回腸より末端の下部消化管出血であることが多い．

☑ 問診により原因部位や鑑別診断を想起するほか，貧血症状の有無を把握し緊急処置の必要性を評価する．

診察の流れ

▶ **現病歴の問診**…①Part II §2-1を参考に問診する，②下血の詳細を確認する

▶ **現病歴以外の問診**…Part I §1-3を参考に順に問診する

▶ **身体診察**…腹部の診察（Part I §2-3），必要に応じ眼血膜（Part I §2-4），心音・呼吸音（Part I §2-1，§2-2）

■ Vocabulary

専門	blood clots	名	凝血塊
口語	wipe [wáɪp]	動	ぬぐう，ふきとる
口語	speck [spék]	名	量，わずか

1 鑑別診断

● 下血・血便は，排便に混じる血液の詳細を聴取し出血部位や必要な検査を想起する．

II-§4 消化器症状 **137**

❖ 表　下血・血便の鑑別

	日本語	英語
1) 上部消化管出血	胃がん	gastric cancer
	胃・十二指腸潰瘍	peptic ulcer disease
	マロリーワイズ症候群	Mallory-Weiss syndrome
2) 下部消化管出血	①肛門〜直腸に多い病変	
	痔核	hemorrhoids
	肛門裂傷	anal fissure
	②横行結腸〜直腸に多い病変	
	大腸がん	colon cancer
	虚血性腸炎	ischemic colitis（口語：bowel ischemia）
	③その他	
	大腸憩室	diverticulosis
	潰瘍性大腸炎	ulcerative colitis

2) 問診

下血・血便の詳細（現病歴の問診②）

- **血液の出る頻度・量・色・タイミング**について聴取し，出血部位や病変の重症度を鑑別する．

① 頻度

 How often does it happen?
どれ位の頻度で症状が生じますか？

Do you see any blood every time you have bowel movements?
血液の混入は排便の度に生じますか？

② 量

 Have you had a large amount of blood in your stool?
大量の血が便に混ざっていますか？

③ 色

- 上部消化管や小腸からの出血は黒色やタール便であるのに対し，回腸より遠位側からの出血は新鮮血であることが多い．

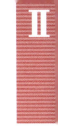

> **ex.** Have you noticed any <u>blood clots</u> in your stool?
> 便に血の塊が混ざりますか？

> Have you noticed your stools have become black and sticky?
> 便は黒くて粘着性がありますか？

④ 血液の出るタイミング

- 下部消化管のなかでも，口側の病変では便に血液が混ざるのに対し，肛門側の病変では便が通過した後に血液が付着する．

> **ex.** Does the blood come with the stool or after passing the stool?
> 血液は便と一緒に出ますか？排便後に血液が出ますか？

> After <u>wiping</u>, do you see blood on the toilet paper?
> お尻を拭いた後，トイレットペーパーに血液は付着しますか？

> Do you notice <u>specks</u> of blood on your stool?
> 便の上に少量の血液が付着していましたか？

下血のROS

- 下血のROSとして，しぶり腹（テネスムス），体重や食欲の変化（悪性腫瘍の鑑別），貧血症状，などがあげられる．

① 炎症性疾患の鑑別（しぶり腹の有無）

> **ex.** Do you feel that you have some stool left in your stomach after you have bowel movements?
> 排便後，おなかに便が残っている感じがしますか？

② 悪性腫瘍の鑑別（体重や食欲の変化）

> **ex.** Do you have any changes in your weight or appetite?
> 体重や食欲に変化はありますか？

③ 貧血症状の有無

> **ex.** Do you feel lightheaded?
> ふらっと気の遠くなるようなめまいを感じますか？

part II §4 消化器症状

4 嚥下困難 (dysphagia)

Point

☑ 「飲み込みにくい」は，英語で"I have difficulty swallowing."と表現される．この場合，①口や咽頭の飲み込みにくさか（口腔咽頭性），②食道のつかえ感か（食道性），を問診して鑑別する．

診察の流れ

▶ **現病歴の問診**…①Part II §2-1を参考に問診する，②嚥下困難の詳細を確認する
▶ **現病歴以外の問診**…Part I §1-3を参考に順に問診する
▶ **身体診察**…頸部や口腔内の異常の確認（Part I §2-4），胸部・上腹部の聴診（Part I §2-2，§2-3）

Vocabulary

専門 dysphagia [dɪsféɪʒɪə]	名 嚥下困難
口語 have trouble [hǽv trʌ́bl]	動 苦労する，困る
口語 regurgitate [rɪɡɑ́ːdʒɪtèt]	動 逆流する，吐き戻す
口語 get cold [ɡét kóʊld]	寒くなる，冷える

1 鑑別診断

● 嚥下困難は，食べ物が飲みこめない**口腔咽頭性嚥下困難**と，飲み込んだ食べ物がつかえて通らない**食道性嚥下困難**に分類される．前者は神経・筋疾患で生じるが，後者は食道狭窄などで生じる．

❖ 表　嚥下困難の鑑別

	日本語	英語
1) **口腔咽頭性嚥下困難**	筋委縮性側索硬化症	amyotrophic lateral sclerosis
	パーキンソン病	Parkinson's disease
	脳梗塞	cerebral infarction（口語：stroke）
2) **食道性嚥下困難**	食道がん	esophageal cancer
	アカラシア	achalasia
	食道炎	esophagitis
	強皮症	systemic sclerosis
	プランマーヴィンソン症候群	Plummer-Vinson syndrome

2) 問診

嚥下困難の詳細

- 口腔咽頭性は，**液体と固形物ともに嚥下困難を生じる**のに対し，**食道性は固形物のみ嚥下困難が生じ，液体や軟らかい物は障害されない**ことが多い．また，食道性では飲み込んだ食物をそのまま吐き戻すこと（regurgitation）があり，その詳細ついて問診する．

> **ex.** **Do you have trouble swallowing liquid?**
> 液体の飲み込みにくさはありますか？
>
> **Do you have trouble swallowing soft food? How about solid food such as meat?**
> 軟らかい物を食べるときに飲み込みにくさはありますか？肉など固いものはどうですか？
>
> **Do you ever regurgitate after swallowing?**
> 食べた後，食物がそのまま口に戻ってくることはありますか？

嚥下困難のROS

- 嚥下困難のROSとして，①体重や食欲の変化（悪性腫瘍の鑑別），②Raynaud症状（CREST症候群の鑑別），③貧血症状（Plummer-Vinson症候群の鑑別），④歩行障害（神経筋疾患の鑑別），などがあげられる．

① 悪性腫瘍の鑑別（体重や食欲の変化）

> **ex.** **Do you have any changes in your weight or appetite?**
> 体重や食欲に変化はありますか？

② CREST症候群の鑑別（Raynaud症状の有無）

> **ex.** **Do your fingers change color when they get cold?**
> 寒いところに出たときに指の色が変わりますか？

③ Plummer-Vinson症候群の鑑別（貧血症状の有無）

> **ex.** **Do you feel lightheaded?**
> ふらっと気の遠くなるようなめまいを感じますか？

④ 神経筋疾患の鑑別（歩行障害の有無）

> **ex.** **Do you have difficulty walking?**
> 歩きにくさはありますか？

part II §5 泌尿器症状

1 尿閉 (urinary retention)

Point

- ☑ 尿閉は膀胱を完全に空にすることができない状態であり，突然生じる急性尿閉と残尿量が徐々に増加して起こる慢性尿閉に分類される．急性尿閉は，高度の尿意，冷汗，など症状がきわめて強く，緊急で導尿など治療を要する．本項では比較的診療時間に余裕のある慢性の尿閉について概説する．

診察の流れ

- ▶ 現病歴の問診…①Part II §2-1を参考に問診する，②尿閉の質を聴取する
- ▶ 現病歴以外の問診…Part I §1-3を参考に順に問診する
- ▶ 身体診察…下腹部を中心に腹部の診察（Part I §2-3）

Vocabulary

専門 urinary retention	名 尿閉
口語 urination [jù(ə)rənéɪʃən]	名 排尿
口語 hesitancy [hézətnsi]	名 排尿困難
口語 dribbling [drɪbəlɪŋ]	名 あとだれ，尿滴下
口語 strain [stréɪn]	動 力をこめる
専門 discharge [dɪstʃáɚdʒ]	名 分泌物
専門 urinary catheter	名 尿道カテーテル
専門 bladder [blǽdɚ]	名 膀胱

1 鑑別診断

- ● 男性の尿閉の多くは，前立腺肥大症など尿路狭窄をきたす疾患により生じるため，前立腺がんをはじめとする悪性腫瘍との鑑別が重要である．

❖ 表 尿閉の鑑別診断

	日本語	英語
1) 尿路狭窄	前立腺肥大症	benign prostate hyperplasia
	前立腺がん	prostate cancer
	膀胱がん	bladder cancer
	尿路感染	urinary tract infection（UTI）
2) 排尿筋異常		detrusor instability

2 問診

尿閉の質

● 尿閉の質（①頻尿，②排尿時痛，③排尿困難，④夜間排尿，⑤色の変化，⑥尿漏，⑦いきみ）を聴取し，**尿路狭窄原因が狭窄であるのか，排尿筋障害か**を確認する〔筆者は下記の頭文字をとって**FAHN（B）CDS**（ファン僕です）と覚えている〕.

① F：頻尿（frequency）

ex. Do you have to urinate many times a day?

1日のうちに何度も排尿に行きますか？

② A：疼痛（any pain or burning）

ex. Do you have any pain or burning during urination?

排尿時に痛みや焼けるような感じはありますか？

③ H：排尿困難（hesitancy）

ex. Do you have difficulty when you start urinate?

尿が出はじめるまでに時間がかかりますか？

④ N：夜間頻尿（nocturia）

ex. Do you have to wake up at night to urinate?

夜間，排尿したくなって起きることはありますか？

⑤ C：色の変化（color）

ex. Have you noticed any change in the color of your urine?

尿の色に変化はありますか？

⑥ D：尿漏（dribbling）

ex. Do you ever leak urine?

これまでに尿漏れをしたことはありましたか？

⑦ S：いきみ（strain）

ex. Do you need to strain to urinate?

排尿の際，いきむ必要がありますか？

尿閉のROS

● 尿閉の，ROSとして，①熱（感染症の鑑別），②体重や食欲の低下，倦怠感（前立腺がんなど悪性腫瘍の鑑別），腰痛（感染症や悪性腫瘍の転移の鑑別），③分泌物の有無（淋菌などの性行為感染症の鑑別），などがあげられる．

① 感染症の鑑別（発熱の有無）

ex. Do you have a fever?

熱はありますか？

② 悪性腫瘍（前立腺がんなど）の鑑別（体重や食欲の低下，倦怠感の有無）

ex. Do you have any changes in your weight or appetite?

体重もしくは食欲に変化はありますか？

Have you felt fatigued?

だるさを感じますか？

【骨転移の鑑別】

ex. Do you have back pain?

腰に痛みはありますか？

③ 性行為感染症の鑑別（分泌物の有無）

ex. Have you noticed any discharge from your penis?

亀頭から分泌物はありますか？

Have you noticed any discharge before or after urinating?

排尿の前や後に分泌物が出ますか？

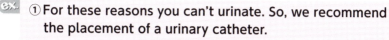

3 尿道カテーテルの留置

- 尿閉等で尿道カテーテルの留置が必要な場合の説明を下記に記載する．Part I §3-1 を参考に病状を説明し，留置の必要性とその手技について簡潔に説明する．

ex. ① **For these reasons you can't urinate. So, we recommend the placement of a urinary catheter.**

これらの理由により，うまく尿が出ないのだと思います．このため私たちは尿道カテーテルを留置することをお勧めします．

② **The catheter is a flexible plastic tube that we put into your bladder. There is a balloon at the end that stays in the bladder to hold the tube inside you.**

尿道カテーテルは軟らかいプラスチック製のチューブで膀胱に挿入します．カテーテルの先にはバルーンがついているため，そのまま留置しておくことができます．

③ **Among the downsides of having a bladder catheter is that during the placement you may experience discomfort. If you have any pain, please let me know and I will do my best to minimize the discomfort or pain.**

尿道カテーテルを入れる際には変な感じがします．できるだけ不快感や痛みを少なくなるよう努力しますが，もし痛みがあれば言ってください．

④ **Also, once the catheter is in place, you may have the urge to urinate. However, this is a normal sensation. After a while that sensation will likely go away. But if it does not, please tell me.**

そのほかに，尿道カテーテルを留置した後，排尿したい感じが持続します．これは正常な感覚です．しばらくすればなくなりますが，持続するようなら言ってください．

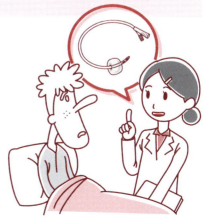

会話例 14 近ごろ尿が出にくくなった

［患者：70歳，男性］

現病歴の問診

Dr How can I help you today?
今日はどうされましたか？

Pt It has been difficult for me to urinate recently.
最近，尿が出にくくなってきたので受診しました．

Dr When did it start?
いつ頃からですか？

Pt From 3 or 4 months ago.
3〜4ヵ月前からです．

Dr Is it getting better or worse?
症状はよくなっていますか？それとも悪くなっていますか？

Pt I think it's getting worse.
悪くなっていると思います．

Dr Does anything make it worse?
悪くなるきっかけはありますか？

Pt No.
いいえ．

Dr Does anything make it better?
良くなるきっかけはありますか？

Pt No.
いいえ．

Dr Do you have to urinate many times a day?
1日のうちに，何度も排尿に行きますか？

Pt Yeah, once every 3 hours.
3時間に一度はトイレに行きます．

Dr Do you have any pain or burning during urination?
排尿時に痛みや焼けるような感じはありますか？

146　やさしい英語で外来診療　新装版

[Pt] No.
いいえ

[Dr] **Do you have difficulty when you start to urinate?**
尿が出はじめるまでに時間がかかりますか？

[Pt] Yeah, I never had any problems in the past, but recently it takes time to do it.
はい．今まではすぐに尿が出ていたのが最近は少し待たないと尿が出ません．

[Dr] **Do you have to wake up at night to urinate?**
夜間，排尿したくなって起きることはありますか？

[Pt] Yes, 2 to 3 times.
はい．2〜3回起きます．

[Dr] **Have you noticed any change in the color of the urine?**
尿の色に変化はありますか？

[Pt] No.
いいえ．

[Dr] **Do you ever leak urine?**
これまでに尿漏れをしたことはありましたか？

[Pt] Yes, after I finish in the toilet, I notice some leaking.
はい．トイレで排尿した後，少し尿漏れをすることがあります．

[Dr] **Do you need to strain to urinate?**
排尿の際，いきむ必要がありますか？

[Pt] Yes.
はい．

尿閉の ROS

[Dr] **Do you have a fever?**
熱はありますか？

[Pt] No.
いいえ．

Dr Do you have any changes in your weight or appetite?

体重もしくは食欲に変化はありますか？

Pt No.

いいえ

Dr Have you felt fatigued?

だるさを感じますか？

Pt Yeah, I think it's because I've been waking up a lot to pee at night.

夜トイレに何回か起きなければならないので日中だるさを感じることがあります．

Dr Do you have back pain?

腰に痛みはありますか？

Pt No.

いいえ．

Dr Have you noticed any discharge from your penis?

亀頭から分泌物はありますか？

Pt No.

いいえ．

Dr Have you noticed any discharge before or after urinating?

排尿の前後に分泌物が出ますか？

Pt No.

いいえ．

Dr Have you ever had a similar problem before?

これまでに同様の症状はありましたか？

Pt No, this is the first time.

いいえ，今回が初めてです．

Dr OK. So, next I would like to ask you some questions about your health in the past.

わかりました．それでは次に，これまでの病歴などを聞かせていただけますか？

148　やさしい英語で外来診療　新装版

part II　**§5　泌尿器症状**

2 男性性機能障害 (male sexual dysfunction)

Point

☑ 男性性機能障害は，勃起障害（erectile dysfunction：ED）と射精障害（ejaculatory dysfunction：EjD）に大別され両者で治療が異なるため，問診により鑑別する．

診察の流れ

▶ **現病歴の問診**…① Part II §2-1 を参考に問診する，② ED と EjD の鑑別を行う

▶ **現病歴以外の問診**…Part I §1-3 を参考に順に問診する

▶ **身体診察**…下腹部を中心に腹部の診察（Part I §2-3）

Vocabulary

口語	sexual dysfunction	图	性機能障害
専門	erectile dysfunction	图	勃起障害
専門	ejaculatory dysfunction	图	射精障害
口語	flaccid [flǽksɪd]	形	たるんだ，力のない
専門	erection [ɪrékʃən]	图	勃起
口語	stiff [stíf]	形	硬い
口語	intercourse [íntɚkɔ̀əs]	图	性行為

1 問診の前に

● 患者さんにとって性行為に関する話題は話しにくいことが多いため，問診の前に下記のよう導入を行う．

ex. **I know this is a difficult topic to discuss. But the questions are important to get you healthy again. Is that OK?**

この話題は話しにくいと思います．しかし，症状改善のためには問診が重要です．よろしいですか？

§5
❷
男性性機能障害

II -§5　泌尿器症状　149

2) 鑑別診断

- 勃起障害（ED），射精障害（EjD）ともに心因性，器質性が約50％ずつである．EDでは，phosphodiesterase5（PDE5）阻害薬による治療が適応になる．

❖ 表　男性性機能障害の鑑別

		日本語	英語
1) 心因性			psychogenic
2) 器質性	①血管性		
		高血圧	hypertension（HT）
		糖尿病	diabetes mellitus（DM）
		薬剤の副作用	drug related ED / EjD
	②陰茎性		
		ペロニー病	Peyronie's disease
	③神経性		
		悪性腫瘍	malignancy
		骨盤内術後	due to surgery

3) 問診

ED と EjD の鑑別（現病歴の問診②）

- ①性機能障害の詳細，②夜間陰茎勃起現象（nocturnal penile tumescence：睡眠時に性的興奮や自意識とは関係なく生じる勃起），③ストレスの有無，④症状の経過や頻度，を把握し，**ED か EjD かさらに心因性か器質性か**，を判断する．

① 性機能障害の詳細

> **ex.**
> **On a scale of 1 to 10, 1 being flaccid and 10 being a normal erection, how stiff are you when you have intercourse?**
>
> 1が普段の状態，10を完全に勃起した状態とすると性行為の際にどれくらい勃起しますか？
>
> **Are you able to initiate intercourse?**
>
> 性行為を開始することができますか？
>
> **Do you have to concentrate to maintain your erection?**
>
> 性行為中に勃起した状態を維持するため，気を遣わなければなりませんか？

② 夜間陰茎勃起現象

- 夜間陰茎勃起現象は心因性で正常に生じるため，EDの鑑別に重要である．

 Do you have an erection in the morning?
起床時に勃起していることはありますか？

③ ストレスの有無

- 心因性の鑑別をするため，性行為に対する不安（psychosexual problem）やパートナーとの問題（partner problem）について聴取する．

 Do you have any worries or concerns about intercourse?
性行為について何か心配事や不安なことがありますか？

Do you have any problems with your partner?
パートナーとの間で何か問題はありますか？

Did the problem start before or after this symptom?
その問題は，この症状の始まる前に生じましたか？それとも症状が出た後に生じましたか？

Before you have intercourse, do you feel anxious or afraid?
性行為の前に不安や恐怖を感じることはありますか？

④ 症状の経過や頻度

- 性行為に関する情報は詳細に聴取する．

 When was your last satisfactory erection?
最後に満足のいく性行為ができたのはいつですか？

Does your problem happen every time you have intercourse?
症状は性行為のたびに毎回生じますか？

男性性機能障害のROS

- 男性性機能障害の，ROSとして，①発熱（感染症の鑑別），②射精時痛（尿道炎の鑑別），③倦怠感や末梢神経症状（糖尿病の鑑別），などがあげられる．

① 感染症の鑑別（発熱の有無）

ex. **Do you have a fever?**
　熱はありますか？

② 尿道炎の鑑別（射精時痛の有無）

ex. **Do you have any pain during an erection?**
　射精の際に痛みを感じますか？

③ 糖尿病の鑑別（倦怠感や末梢神経症状の有無）

ex. **Have you felt fatigued?**
　だるさを感じますか？

Do you feel numb?
　しびれはありますか？

Column 2

恩師の言葉 ③

－患者さんを一人でも多く診療し，経験しなさい．数を診て勝負できることがある－

　亀田総合病院呼吸器内科部長の金子教宏先生から言われた一言です．金子先生は週5日，毎日外来で30人以上の患者さんを診察し，自ら入院患者も数人受け持ち，ときにオンコール当番も行っていらっしゃいました．この言葉を胸に，後期研修時には毎日外来に出向き，初診の患者さんを診察することで自分の経験症例数を増やすように努力しました．その結果，多くの経験を積むことができ，同時に多くの疑問を抱くようになり，研究のおもしろさを知ることができました．

part II §6 神経筋症状

1 麻痺 (paralysis)

Point

- ☑ 麻痺を有する患者は，その症状を "My hand is numb and it's not moving." や "I feel numb and I can't move my hand." などと表現する
- ☑ 麻痺を有する患者は緊急性が高いため，問診・診察は簡潔に行い血液検査や画像検査を施行する．

診察の流れ

- ▶ 現病歴の問診…①Part II §2-1を参考に問診する，②症状の部位を正確に把握する
- ▶ 現病歴以外の問診…Part I §1-3を参考に問診するが，本症状は緊急性が高いため，③内服薬，④入院歴，⑥婦人科疾患，⑧生活歴などは，ときに頭部CTなど検査後に聴取する
- ▶ 身体診察…まずは最低限の神経診察を行い，診断後余裕があれば頭頸部や脳神経について詳細な診察を行う（Part I §2-4，§2-5）

Vocabulary

専門 paralysis [pərǽləsɪs]	名 麻痺
口語 weak [wíːk]	形 弱い，虚弱な，弱っている
stand beside 〜	〜の側に立つ
in case	〜の場合に備えて

1 鑑別診断

- 麻痺は，中枢神経あるいは末梢神経の障害により生じるため，**脳血管疾患などに伴う中枢性麻痺を鑑別することが重要**である．
- 麻痺の部位を確認し，片麻痺（hemiplegia），対麻痺（paraplegia），単麻痺（monoplegia）のいずれであるかを把握する．片麻痺では頭蓋内病変，対麻痺では脊髄病変，単麻痺では末梢神経の病変をそれぞれ考慮して問診する．

ex. Can you tell me exactly what part of your body feels weak right now?

体のどの部分が動かしにくいか正確に教えてください.

● 診断が脳梗塞で, 発症3時間以内であればt–PAによる再灌流療法の適応になることがあるため素早く問診し診断する.

ex. How many hours has it been since it began? Within 3 hours?

症状は何時間前からはじまりましたか？3時間以内ですか？

❖ 表　片麻痺の鑑別

	日本語	英語
1) 脳血管疾患	脳梗塞	cerebral infarction
	脳出血	intracranial hemorrhage
	一過性脳虚血発作	transient ischemic attack（TIA）
2) その他	脳膿瘍	cerebral abscess
	てんかん	epilepsy

② 問診

麻痺のROS

● 麻痺のROSとして, ①頭痛や嘔気の有無（頭蓋内疾患の鑑別）, ②発熱（感染症の鑑別）が重要になる.

① 頭蓋内疾患の鑑別（頭痛や嘔気の有無）

ex. Do you get headaches?

頭痛はありますか？

Have you thrown up?

吐いたりしましたか？

② 感染症の鑑別（発熱の有無）

 Do you have a fever?
熱はありますか？

③ 診察

- 緊急性が高いため，意識障害やバイタルサインを確認後，**麻痺の範囲，瞳孔を含めた最低限の神経診察を行う**．このような場合には，"please do like this"（こうしてください），"please keep this position"（この位置／体位を維持してください），"please look at the ceiling"（天井を見てください）などのフレーズを用いて素早く診察する．
- 診察で座位や立位をとる場合には体を支えられるようにする．

 I will stand beside you in case you fall.
倒れても隣にいるので安心して下さい．

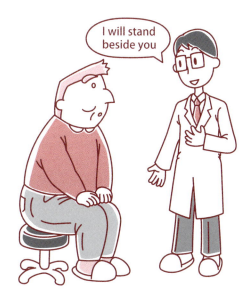

part II §6 神経筋症状

2 めまい（vertigo / dizziness）

Point

☑ 患者は目が回ることも（vertigo），ふらふらすることも（dizziness），同様に "I'm dizzy." と表現するため，どちらを意味するか鑑別する.

☑ 本稿では vertigo へのアプローチを中心に解説する.

◉ 診察の流れ

▶ **現病歴の問診**…① Part II §2-1 を参考に問診する，② vertigo と dizziness を鑑別する

▶ **現病歴以外の問診**…Part I §1-3 を参考に問診する

▶ **身体診察**…頭部・副鼻腔・目・鼻・口腔の診察（Part I §2-4），脳神経の診察，小脳症状・歩行について精査（Part I §2-5）

📕 Vocabulary

専門	**vertigo** [vɜ́ːtɪgòʊ]	图（回転性）めまい
専門	**dizziness** [dízinəs]	图（非回転性）めまい
口語	**ring** [ríŋ]	動（耳が）がんがん鳴る
口語	**sit back** [sít bǽk]	動 深く座る，くつろぐ
口語	**lie on one's side**	横向きで休む
専門	**hearing loss**	图 聴力障害
専門	**tinnitus** [tənáɪtəs]	图 耳鳴
専門	**aural symptoms**	图 蝸牛障害

❖ 表1 めまいの表現

	類似表現	意味
vertigo （回転性めまい）	spinning	本人または周りが回転している感覚
	tumbling	転ぶような感覚
	earthquake-like	地震のときに立っているような感覚
dizziness （非回転性めまい）	lightheadness	ふらふらする感覚
	faintness	気を失いそうな感覚
	swaying	揺れるような感覚

156 やさしい英語で外来診療 新装版

1) 鑑別診断

- めまいは，その性状によりvertigo（回転性めまい）とdizziness（非回転性めまい）に分類される．
- それぞれ原因として，①vertigoは内耳および前庭神経を原因とする末梢前庭系障害もしくは脳幹や核上性の中枢前庭障害に，②dizzinessは貧血，低血糖や発熱など全身疾患に起因することが多い．

表2 vertigoの鑑別

	日本語	英語
1) 末梢前庭神経	メニエール病	Meniere's disease
	前庭神経炎	vestibular neuronitis
	迷路炎	labyrinthitis
	良性発作性頭位めまい症	benign positional vertigo
2) 中枢前庭障害	聴神経腫瘍	acoustic neuroma
	小脳梗塞	cerebellar infarction（口語：stroke）
	椎骨脳底動脈循環不全	vertebrobasilar insufficiency

2) 問診

回転性か非回転性かの鑑別（現病歴の問診②）

- めまいを主訴に来院した症例では第一にそれがvertigoかdizziness（lightheadness）かを鑑別する．

ex. Did you feel the room spinning around you, or did you feel lightheaded
部屋がぐるぐる回っている感じでしたか？ それとも，ふらふらするような感じでしたか？

Did you pass out?
失神しましたか？

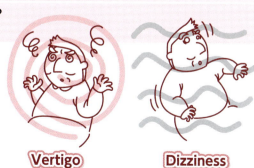

Vertigo　　　Dizziness

めまいのROS

- めまいの性状を聴取した後，ROSとして発症様式や蝸牛症状（耳鳴，難聴など）の有無を聴取し，疾患を特定する．

① 良性発作性頭位変換めまい症の鑑別

- 頭部の位置によって症状が増悪するか確認する．

ex. **Does it get worse when you look up or look down?**
上か下を向いた際にめまいが悪化しますか？

② メニエール病の鑑別

- 聴力障害（hearing loss）や耳鳴（tinnitus）など蝸牛症状（aural symptoms）を有する場合には，**メニエール病など末梢前庭系の障害**を考慮する．
- 前庭神経炎では耳症状を伴うことは少ないため，除外診断にあたっても有用である．

ex. **Have you noticed any changes in your hearing?**
聞こえ方に何か変化がありましたか？

Do you hear ringing in your ears?
耳で何か音がしますか？

③ 中枢神経病変（小脳梗塞や聴神経腫瘍）の鑑別

- 頭痛やしびれの有無を聴取する

ex. **Do you get headaches?**
頭痛はありますか？

Do you feel numb?
しびれはありますか？

④ 前庭神経炎の鑑別

- 既往歴で症状出現前に感冒（ウイルス感染）の既往がある場合には前庭神経炎を考慮する．

ex. **Did you catch a cold before your symptom started?**
めまいがはじまる前に風邪をひきましたか？

158　やさしい英語で外来診療　新装版

⑤ 外傷性疾患の鑑別
- 症状出現前の外傷歴の有無について聴取する．

ex. Do you have any idea what may be causing your problem such as a head injury?
頭のけがなど何か思い当たるできごとはありますか？

3 診察

ディックスホールパイクテスト（Dix-Hallpike test）（図）

- 仰臥位にし，左右どちらかに首を45°傾ける．良性発作性頭位めまい症では，患側が下になっていた場合，眩暈が誘発される．

① 横になった際にベッドから頭部が出るくらいの位置に座ってもらう

ex. Please sit further back.
もう少し深く腰かけてください．

Please sit down here with your legs facing that way.
足をあちらの方に向けて横になって下さい．

② ゆっくりと仰臥位になってもらう．

ex. Please lie down on your back.
ゆっくりとあおむけになってください．

③ 首で頭を支える力を抜いてもらう（医師は患者の頭を支える）．

ex. Please relax your neck completely.
首の力を完全に抜いて下さい．

④ 患者の頭を支えながら右側，左側に向け，めまい症状や眼振がでないか確認する．

ex. I will turn your head to the right. Please let me know when you feel dizziness.
頭を右に向けます．めまいを感じたら言ってください．

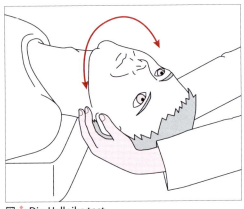

図 ❖ Dix-Hallpike test

会話例 15　めまいがして気持ち悪い

［患者：50歳，男性］

■ 現病歴の問診

Dr How can I help you today?
　本日はどうされましたか？

Pt I came here today because I am feeling dizzy and sick.
　めまいがして気持ち悪いので，来院しました．

Dr When did it start?
　それはいつからですか．

Pt About 2 hours ago.
　2時間前くらいからです．

Dr Did it start suddenly or gradually?
　めまいは突然はじまりましたか？それとも徐々にはじまりましたか？

Pt It began suddenly.
　突然に始まりました．

Dr Did you feel the room spinning around you, or did you feel lightheaded?

部屋がぐるぐる回っている感じでしたか？それとも，ふらふらするような感じでしたか？

Pt When I open my eyes, it feels like the room is spinning.

目を開けると部屋がぐるぐる回っています．

Dr Did you pass out?

失神しましたか？

Pt No.

いいえ．

Dr Is it getting better or worse?

めまいは良くなっていますか？悪くなっていますか？

Pt It's the same.

変わりないです．

Dr Does anything make it worse?

悪くなるきっかけはありますか？

Pt I feel sick when I open my eyes.

目を開けると気持ち悪くなります．

Dr OK. Does anything make it better?

わかりました．良くなるきっかけはありますか？

Pt I feel better when I close my eyes and lie on my side.

目をつぶって横向きで休んでいると少し楽です．

Dr Does it get worse when you look up or look down?

上か下を向いた際にめまいが悪化しますか？

Pt No, it's the same.

いいえ，変わらないです．

Dr Have you noticed any changes in your hearing?

聞こえ方に何か変化がありましたか？

Pt Yes, I feel some fuzziness in my right ear.

はい．何か右耳がぼやけた感じがします．

Ⅱ-§6　神経筋症状　161

Dr Do you hear ringing in your ears?

耳鳴りはしますか？

Pt Yes. My ears feel like they are pounding.

はい．耳ががんがんなっています．

Dr Do you get headaches?

頭痛はありますか？

Pt No.

いいえ．

Dr Do you feel numb?

しびれはありますか？

Pt No.

いいえ．

Dr Did you catch a cold before your symptom started?

めまいがはじまる前に風邪をひきましたか？

Pt No.

いいえ．

Dr Do you have any idea what may be causing your problem such as a head injury?

頭のけがなど何か思いあたるできごとはありますか？

Pt No.

いいえ．

Dr Have you ever had a similar problem before?

これまでに同様の症状はありましたか？

Pt I had a similar problem just once, about a month ago.

一度だけ1カ月前に同じような症状が出ました．

162 やさしい英語で外来診療　新装版

まとめ

Dr Thank you, Mr. Smith. Let's summarize your case. From a couple of hours ago, you have had dizziness and a ringing in your ears. You had the same thing happen one month ago, too. Is that correct?

> ありがとうございます，スミスさん．では今のお話をまとめてみましょう．2〜3時間前から突然にめまいと耳鳴りが始まったので来院したのですね．それと，1カ月前に同じ症状があったのですね．よろしいですか？

Pt That's correct.

> そのとおりです．

Column 3

恩師の言葉 ④

−患者さんの内服薬，点滴はすべてそらで言えるように暗記しなさい−

亀田総合病院の腫瘍内科をローテートした際，本書の監修者である大山優先生から言われた一言です．大山先生には担当患者さんの内服薬の1つ1つ，抗がん剤では前投薬の内容，投与量まで細かくチェックしていただき，なぜ投与しているのか，なぜこの量であるのか，ガイドラインや文献に従っているか，などを厳しく御指摘いただきました．

なぜ投与しているのかわからない薬剤は中止する，ガイドラインから外れた量や使用法である際にはその理由を明記する，などのトレーニングを重ねたことで，「引き継いだ患者さんの診断，処方内容はすべて自分で再確認し，処方内容を自分で考える」ということが習慣づきました．

恩師の言葉 ⑤

−受け持ちの入院患者さんが，何もしない一日を作らないようにしなさい−

大山優先生から言われた一言です．亀田総合病院腫瘍内科をローテートした際には，毎日大山先生から「今日この患者さんは何をしたのか」を質問されました．その内容は検査や治療にとどまらず，これらを行わない転院方針などの場合でも，「どのようなリハビリをしたのか」，「ソーシャルワーカーとコンタクトをとったか」，などさまざまな内容も含まれます．

§6

❷ めまい

Ⅱ-§6　神経筋症状　163

part II §7 精神・皮膚症状ほか

1 睡眠障害 (sleep disorder)

Point

- ☑ 睡眠障害をスクリーニングするために，"Have you had any trouble sleeping?" などと質問する．回答が "yes" の場合は，下記に基づいて鑑別する．

- ☑ 不眠を訴える患者に対しては，真の不眠であるか（睡眠状況の聴取），うつ病や睡眠時無呼吸症候群をはじめとする器質的疾患の可能性はあるか，について確認する．

診察の流れ

▶ 現病歴の問診…①Part II §2-1を参考に問診する，②睡眠状況を聴取する

▶ 現病歴以外の問診…Part I §1-3を参考に問診する

Vocabulary

口語 nap [nǽp]	名 昼寝，うたた寝
口語 snore [snɔ́ɚ]	動 いびきをかく

1 鑑別診断

- 診断にあたって，睡眠時無呼吸症候群やナルコレプシーなどの身体疾患を鑑別する．これらが否定的であれば，次にうつ病の可能性を念頭におき問診する．

- いわゆる "不眠症（原発性不眠）" と診断するには，不眠をきたしうるさまざまな病態を除外することが重要である．

❖ 表　睡眠障害の鑑別

	日本語	英語
1) 身体的要因 (physical)	睡眠時無呼吸症候群	sleep apnea symdrome
	ナルコレプシー	narcolepsy
2) 精神疾患 (psychiatric)	うつ病	depression
	不安障害	anxiety disorder
	慢性疲労症候群	chronic fatigue syndrome
3) 心理的要因 (psychological)	ストレス	stress induced insomnia
4) 生理的要因 (physiological)	概日リズムの変調	insomnia with circadian rhythm disorder
5) 薬剤性 (pharmacological)	アルコール	alcohol
	カフェイン	caffeine

② 問診

睡眠状況の聴取

- ①睡眠状況（真の不眠であるか），②睡眠障害のタイプを確認する．

① 睡眠状況の聴取

ex. **How many hours do you usually sleep?**
いつも何時間位寝ていますか？

Do you take naps? How many hours?
昼寝をしますか？何時間位ですか？

Before going to bed, do you drink coffee, tea or alcohol?
寝る前にコーヒーやお茶，アルコールを飲みますか？

② 睡眠障害のタイプ

- 睡眠障害が入眠障害であるか中途覚醒であるか確認する．

ex. **Do you have difficulty falling asleep or maintaining sleep?**
眠りにつけないのですか？それとも途中で起きてしまうのですか？

睡眠障害のROS

- 睡眠障害のROSとして，①いびき，日中の眠気や頭痛（睡眠時無呼吸症候群の鑑

別），②睡眠発作（ナルコレプシーの鑑別），③気分の落ち込みやストレス（うつ病の鑑別），④概日リズムの変調（生理的要因），などがあげられる.

①睡眠時無呼吸症候群の鑑別（いびき，日中の眠気や頭痛の有無）

ex. Do you snore a lot?

いびきが大きいと言われますか？

Do you feel sleepy during the day?

日中に眠気を感じますか？

Do you have a headache when you wake up?

起床時に頭痛を感じますか？

② ナルコレプシーの鑑別（睡眠発作の有無）

ex. Do you fall asleep suddenly while working or driving?

仕事中や運転中に突然眠ってしまうことはありますか？

③ うつ病の鑑別

ex. Have you been feeling down recently?

気分の落ち込みはありますか？

Have you been under unusual stress?

普段の生活で通常以上のストレスを感じることがありますか？

④ 生理的要因（概日リズムの変調）の鑑別

● 職業歴やそのシフトを聴取する.

ex. What do you do for liring?

仕事は何をされていますか？

What is your usual work schedule?

普段の仕事のスケジュールを教えてください.

3 説明

● 睡眠障害を有する患者さんには，睡眠環境の確認や眠前の食事，タバコやアルコールを控えるなど，生活指導を行う．

ex. I usually recommend my patients with this problem to make sure they have a dark and quiet room and a comfortable bed.

眠りの問題をおもちの方には，部屋が暗くて静かか，またベッドは心地よいかどうか見直すことをおすすめしています．

I usually recommend my patients with this problem to avoid big meals, smoking and alcohol before going to bed.

眠りの問題をおもちの方には，睡眠前に食事やタバコ，アルコールを摂るのを控えるようお話ししています．

※会話例は，付録2［会話例20］を参照

§7
❶
睡眠障害

Column 4

恩師の言葉 ⑥

―叱られてもめげないように．成長を期待しているからこそ，細かなことまで厳しく指摘するのです―

　現在筆者のメンターである順天堂大学呼吸器内科，瀬山邦明先生から言われた言葉の1つです．先生からは日本語や英語の表現方法ひとつから，患者さんに対する向き合い方まで日々御指導いただいています．ここまで自分をきちんと叱ってくれる人に出会ったのは，筆者が医師になってから初めてです．

　「叱る」ためには，「部下を叱れるように，行動や能力が伴った上司」である必要があるし，「叱る部下のことをきちんと考えてくれる」必要があるのではないかと思います．職場で「自分をきちんと叱ってくれる上司」に出会う機会は少ないかもしれませんが，そのような上司は，本当に自分のことを考えてくれている人です．是非自分の将来や目標について相談してみてほしいと思います．

Ⅱ-§7　精神・皮膚症状ほか　167

part II §7 精神・皮膚症状ほか

皮膚症状 (skin manifestation)

Point

☑ 皮膚症状（発疹）は，問診で出現時期と経過を詳細に聴取する．診断にあたっては，症状の性状を診察し，部位を確認することが重要である．所見の詳細にあたっては，皮膚科学の専門書を参照されたい．

診察の流れ

▶ 現病歴の問診…①Part II §2-1を参考に問診する，②皮膚症状の詳細を聴取する
▶ 現病歴以外の問診…Part I §1-3を参考に問診する

Vocabulary

口語	skin manifestation	名	皮膚症状
口語	spread [spréd]	動	広がる
口語	itchiness	名	かゆみ
口語	itchy [ítʃi]	形	かゆい
口語	crust [krást]	名	物の硬い表面
口語	scab [skǽb]	名	かさぶた

1) 問診

皮膚症状の詳細

● ①疼痛や掻痒感など随伴症状の有無，②症状の変化，③出血の有無，などについて聴取する．

① 随伴症状の有無

ex. Do you have any itchiness (/ pain)?
かゆみはありますか？（/ 痛みはありますか？）

Do you feel itchy?
かゆいですか？

Did you get the rash when you had the pain?
発赤と痛みは同時にできましたか？

② 症状の変化

 Is it spreading?
広がってきていますか？

Have you noticed any crusting such as scabs?
かさぶたのように固くなりましたか？

③ 出血の有無

 Have you noticed any bleeding from it?
皮膚から出血がありましたか？

皮膚症状のROS

- 皮膚症状のROSとして，①発熱（感染症の鑑別），②体重減少（悪性腫瘍の鑑別），③切傷や咬傷，刺傷などの鑑別などがあげられる．

① 感染症の鑑別（発熱の有無）

 Do you have a fever?
熱はありますか？

② 悪性腫瘍の鑑別（体重減少の有無）

Have you noticed any changes in your weight?
体重に変化はありましたか？

③ 切傷，咬傷や刺傷の鑑別

Have you had cuts or insect bites in this area?
この部分を切ったり，虫にかまれたりしましたか？

② 診察

- 皮膚所見（原発疹）にはさまざまな医学用語がある．**表**に対応する口語を記載する．

❖ 表　皮膚症状の表現

	医学用語	口語	病態や意味
斑点	macula	small spots / spotty skin	皮膚の小さな変色
紅斑	erythema	redness	毛細血管の拡張や充血→圧迫されると消失
紫斑	purpura	rash of purple spots	皮内の出血→圧迫しても色が消えない
斑状出血	ecchymosis	black and blue spots	深く大きい紫斑
点状出血	petechiae	minute※ red spots	浅く小さい紫斑
水疱	bulla	small blister	小さな水ぶくれ
膿疱	pustule	pimple (containing pus)	にきび，吹き出物
膨疹 / 蕁麻疹	wheal / urticaria	hives	皮膚の限局性の浮腫→短時間で消失する

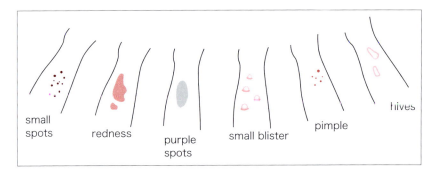

Advice

"minute"の発音は，ミニット（分）でなくマイニュート（微小な）であるため注意する．

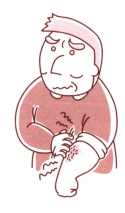

part II **§7 精神・皮膚症状ほか**

3 ドメステックバイオレンス
(domestic violence)

Point

- ☑ 外傷のほか，内科的症状を主訴に受診した症例で，不自然な現病歴や説明のつかない打撲創を発見した場合には，ドメステックバイオレンス（DV）の可能性を考慮する．

- ☑ DVを発見した際には，"That's sound a difficult situation." や "That's must be hard for you" といって同情を示す言葉を述べる．

診察の流れ

▶ **DVを疑った場合**…まず，①スクリーニングの質問をする．さらに疑われた場合には，②導入をはさんだ後，③詳細な質問をする．

Vocabulary

口語 **hurt** [hə́ːt]	動 傷つける，たたく
口語 **insult** [ɪnsʌ́lt]	動 侮辱する
口語 **threaten** [θrétn]	動 脅す
口語 **scream** [skríːm]	動 怒鳴る
口語 **mean** [míːn]	形 意地悪な，下劣な

1 問診

1）DVのスクリーニング

● ドメステックバイオレンスを疑った場合，下記のようなスクニーニングの質問をする．

ex. Sometimes patients with your problem have difficulties in their relationships. Do you have any problems?

ときどき，夫婦間に問題を抱える方がこのような症状を訴えることがあります．何か問題はありますか？

II-§7 精神・皮膚症状ほか | 171

2) 導入

● スクリーニングの質問で回答が"yes"もしくは回答につまる場合には下記のように導入をはさんだ後，詳細な質問（③）をする．

ex. **Ms. Smith, I would like to ask you some questions about your relationship with your husband (partner). Everything we discuss is confidential. Is that OK?**

スミスさん，これから旦那さんとの関係についてお聞きします．ここで話したことはすべて秘密にします．よろしいですか？

3) 詳細な問診

① 現在の状況に関する問診

● 安全（safe），恐怖（afraid），相談相手・友人（friends），脅威を感じた際の計画（emergency plan）の有無について聴取する（頭文字をとってSAFEと記憶するとよい）．

ex. **S：Do you feel safe at home?**

家は安全な場所だと感じますか？

A：Do you feel afraid at home?

家に恐怖を感じますか？

F：Do you have anyone (/ friends) you can talk to about this?

家の問題に関して誰か（/ 友人）に話すことができますか？

E：Do you have an emergency plan for when you feel threatened?

家で脅威を感じた際にどうするか考えていますか？

② 具体的内容に関する問診

● 上記4項目でDVと判断した際には，具体的内容を聴取する．

ex. **On a scale of 1 to 5, 1 is never and 5 is frequent. How often does your partner hurt you?**

1から5のスケールで，1が全くない，5が頻繁とします．あなたのパートナーはどれくらいあなたをたたいてきますか？

How often does your partner say mean things to you?

あなたのパートナーは意地悪なことをどのくらい言いますか？

How often does your partner say bad words about you?

あなたのパートナーは暴言をどのくらい吐きますか？

How often does your partner insult you?

どれくらいあなたを侮辱しますか？

How often does your partner threaten to harm you?

どれくらいあなたを傷つけようと脅かしますか？

How often does your partner scream at you?

どれくらいあなたを怒鳴りますか？

③ 子供に対する虐待の有無

- 子供がいる場合には虐待の有無を聴取する．虐待を疑う場合には児童相談所などへ報告する．

ex. **Do you feel your kid is (child is) safe?**

あなたの子供（達）は安全だと思いますか？

2 説明

- DVが明らかになった場合，下記のようなカウンセリングを行い，ソーシャルワーカーなど相談員を交え話し合いを行う．

ex. **Ms. Smith, I am concerned about your safety and relationship with your husband (/ partner). We can have you see our social worker to discuss your problems.**

スミスさん，私はあなたの身の安全や旦那さんとの関係が心配です．当院にいるソーシャルワーカーと面談してご家庭の問題について話し合うことができます．

※会話例は，付録2［会話例20］を参照

II-§7　精神・皮膚症状ほか　173

part II §8 小児科診察

1 小児の問診

Point

- ☑ 病歴は主に親から聴取するため，主語や所有格がhe/hisやshe/herとなる．問診を行う場合には混同しないよう注意する．
- ☑ 現病歴以外の問診の中で，健診受診歴や予防接種歴など小児特有の病歴を聴取する．

診察の流れ

▶ 小児科診察も成人と同様…①あいさつ，②現病歴の問診，③現病歴以外の問診，④身体診察，⑤説明，の順で診察を行う

Vocabulary

口語 checkup	名 健康診断
口語 immunization [ɪmjʊnɪzéɪʃən]	名 予防注射
口語 potty [páti]	名 おまる
口語 excessive [ɪksésɪv]	形 過度の
口語 excessive crying	名 かんしゃく泣き
口語 firmly [fə́ːmli]	副 しっかりと

1 あいさつ

● Part I §1-1のようにあいさつし，子どもの氏名と年齢を確認する．

> **ex.** **What is your child's name?**
> お子さんの名前を教えてください．
>
> **How old is he?**
> 何歳ですか？
>
> **How can I help you today?**
> 今日はどうされましたか？

② 現病歴の問診

症状（疼痛）に対する問診

- Part I §1-2を参考に**主語や所有格をhe（she）や子供の名前に変更して問診する**．

  ex. How many hours has he had the pain?
  何時間前から痛みを訴えていますか？

関連症状の聴取

- 関連症状では，①**活動性**（**a**ctivity），②**食欲**（**a**ppetite），③**嘔吐**（**v**omiting），④**排便**（**b**owel habit），⑤**反応**（**r**esponse），についても聴取する（頭文字をとって**AAVBR**と暗記するとよい）

① **A：活動性**（**a**ctivity）

  ex. How active is he? Is he playing as usual?
  元気はありますか？いつものように遊んでいますか？

② **A：食欲**（**a**ppetite）

  ex. How is his appetite now?
  食欲はどうですか？

③ **V：嘔吐**（**v**omiting）

  ex. Has he thrown up? What color was the vomit?
  お子さんは吐きましたか？嘔吐物は何色でしたか？

④ **B：排便**（**b**owel habit）

  ex. When was the last time he had a bowel movement? Was the stool normal?
  最後に便をしたのはいつですか？便は普通でしたか？

⑤ R：反応（response）

> **ex.** **Have you noticed anything unusual with his hearing or vision?**
>
> 聞こえや見え方がいつもと違う感じはしますか？
>
> **Does he respond when you call him?**
>
> お子さんを呼ぶと反応しますか？

③ 現病歴以外の問診

● Part Ⅰ §1-3を参考に**主語や所有格をhe（she）や子供の名前に変更して問診する**（①同様症状の有無，②アレルギー，③内服薬，④入院歴 / 既往歴，⑤家族歴，⑥生活歴）について聴取する．

> **ex.** **Does he have any allergies?**
>
> お子さんはアレルギーをおもちですか？
>
> **Has he been hospitalized?**
>
> お子さんは入院されたことはありますか？

生活歴の聴取

● 生活歴の中で，①**健診受診歴**（routine checkup），②**栄養**（feeding），③**予防接種歴**（immunization），④**トイレトレーニング**（toilet training），⑤**運動**（play），⑥**興味**（interest），⑦**家族との関係**（general interaction with family），⑧**行動**（behavior）の8項目に関して，簡単にスクリーニングする．（それぞれの頭文字をとって **RFIT**，**PIGB** と記憶するとよい）

① R：健診受診歴（routine checkup）

> **ex.** **Has he had regular checkups?**
>
> お子さんは定期健診を受けていますか？
>
> **When was his last checkup?**
>
> 最後の健診はいつですか？
>
> **What did his doctor say?**
>
> そのとき，医師に何と言われましたか？

② F：栄養（**f**eeding）

ex. **How is his appetite?**
お子さんの食欲はどうですか？

What does he usually eat?
お子さんは普段何を食べていますか？

Does he have any problems eating?
食事に関して問題はありますか？

③ I：予防接種歴（**i**mmunization）

● 予防接種のスケジュールは日本と海外で若干異なるため，問診する際に注意する．

● 解答が"No"の場合には，"Do you know why?"などと質問し，理由を聴取する．

ex. **Are his immunizations up to date?**
予防接種はきちんと行っていますか？

👆Advice

> 米国にて推奨されている予防接種の内容は，CDC（center of disease control and prevention）のホームページ内で閲覧可能である（https://www.cdc.gov/vaccines/by-disease/index.html）．

④ T：トイレトレーニング（**t**oilet training）

ex. **Is he potty trained?**
トイレ（おまる）を使い始めていますか？

⑤ P：運動（**p**lay）

ex. **Does he play with toys?**
おもちゃで遊びますか？

Does he play by himself?
1人で遊びますか？

Does he play with other children?
他の子供と遊びますか？

Ⅱ-§8　小児科診察　**177**

⑥ I：興味（interest）

ex. **What does he like to do?**

お子さんは何をする（して遊ぶ）のが好きですか？

⑦ G：家族との関係（general interaction with family）

ex. **How is his relationship with other family members?**

お子さんと他のご家族との関係はいかがですか？（良好ですか？）

⑧ B：行動（behavior）

ex. **Have you noticed any unusual behavior such as excessive crying?**

かんしゃく泣きなど異常な行動はありますか？

Does he have friends?

お子さんに友達はいますか？

How is he at school?

お子さんの学校での素行はいかがですか？

4 診察

● 問診から疑われる疾患に準じた部分の診察を行う．診察前に行うことを子どもまたは親に簡潔に説明する．

ex. **I'm gonna check your tummy.**

お腹（ぽんぽん）を診察しますよ．

OK, I'm gonna move your legs.

足を動かしますよ．

OK, Ms. Smith. We need to check his throat. Please hold him in your arms firmly.

スミスさん，お子さんの喉を診察します．動かないように抱えていてください．

178 やさしい英語で外来診療 新装版

part **II** §8 小児科診察

II

2 乳児健診 （health checkups）

Point

☑ 日本での乳児健診は，乳児期前半（生後3～6カ月），乳児期後半（生後9～12カ月），1歳6カ月，3歳頃に行われることが多い.

☑ 子育てで困っていること，悩んでいる点に関して聞き取り，アドバイスする.

◎ 診察の流れ

▶ 問診…①あいさつをした後，②Part II §8-1で解説した現病歴以外の問診（生活歴の聴取），③出生歴の聴取，④発達に関する問診，⑤栄養に関する問診，を行う

📖 Vocabulary

口語	C-section	名	帝王切開
口語	labor [léɪbɚ]	名	出産，お産
口語	roll over [róʊl óʊvɚ]	動	寝返りをうつ
口語	grab [grǽb]	動	つかもうとする
口語	crawl [krɔ́ːl]	動	腹這っていく，はいはいする
口語	scare [skéɚ]	動	おびえる，怖がる
口語	stranger [stréɪndʒɚ]	名	他人
口語	grasp [grǽsp]	動	ぎゅっとつかむ
口語	peak a boo		いないいないばあ
口語	scribble [skríbl]	動	殴り書きをする，落書きをする
口語	breast-feed [brést-fíːd]	動	母乳で育てる
口語	choking [tʃóʊkɪŋ]	形	窒息させる，息をつまらせるような

👆 Advice

「つかむ」の意味を持つ単語には，①grab，②grasp，③grip，④hold，など，さまざまな単語がある．それぞれ下記のようにニュアンスが異なる.

①grab：乱暴に物を，ガバッとつかむ（ひったくりのイメージ）

②grasp：物をしっかりと，ギュッとつかむ（子供がおもちゃを手に取ってつかむイメージ）

③grip：何かを強くつかむ（ゴルフクラブを握るイメージ）

④hold：どこかに行かないようにつかむ（保持する）（診察の際に母親が子供を動かないように抱えるイメージ）

§8

2 乳児健診

II-§8 小児科診察　　179

1 出生歴の聴取

導入

● **出生歴について**下記のように導入した後，親から聴取する．

> **ex.** **Now I would like to ask you some questions about his birth history and natural health.**
>
> まずお子さんの出生歴や健康状態について聞かせて下さい．

出生歴

● 母親に対し，**妊娠**，**出産歴**について聴取する．

① **妊娠歴**

> **ex.** **How many weeks were you pregnant when he was born?**
>
> お子さんは妊娠何週で生まれましたか？
>
> **Were there any complications during pregnancy?**
>
> 妊娠中何か問題はありましたか？

② **出産歴**

> **ex.** **Was it a natural birth or did you need C-section?**
>
> 分娩は通常でしたか？それとも帝王切開をしましたか？
>
> **Were there any complications during labor?**
>
> お産に伴い何か問題は生じましたか？
>
> **Did he have any health problems when he was born?**
>
> 健康上の問題は何かありましたか？

2 発達に関する問診

● 生後の月数に合わせた問診を行い，**発達遅滞の有無をスクリーニング**する．下記のように導入した後，運動，精神発達に関して問診する．

180　やさしい英語で外来診療　新装版

> **ex.** I would like to ask you some questions about his (her) development.
> お子さんの成長について質問させて下さい.

生後3〜6カ月

● 運動発達

① **寝返り**（3カ月）：9カ月を越えても寝返りができない場合，フォローアップする.

> **ex.** Can he roll over?
> 寝返りはできますか？

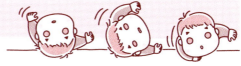

② **座位**（6カ月）：11カ月を越えても座位ができない場合はフォローアップする.

> **ex.** When you sit him down, can he remain in that position?
> 座らせたらそのまま1人でおすわりはできますか？

③ その他

【1〜2カ月】

> **ex.** When he is laying on his belly, does he try to lift up his head?
> 腹ばいで寝かせたときに頭を持ち上げようとしますか？
>
> Does he pull his clothes?
> 自分の服を引っ張りますか？

【3〜4カ月】

> **ex.** Dose he grab things and put them in his mouth?
> 物を握って口に持っていこうとしますか？

【5〜6カ月】

> **ex.** Can he pass an object from one hand to the other?
> 手から手へ物を移しかえることができますか？

● **精神発達**

① 笑顔,母親の認識(3〜4カ月)

ex. **Does he smile at people?**
笑顔を作りますか?

Does he recognize you?
あなたを認識している様子はありますか?

② 声を出した笑い,人見知り(5〜6カ月)

ex. **Does he laugh?**
声を出して笑いますか?

Is he scared of strangers?
人見知りしますか?

生後9〜12カ月

● この時期の運動発達は個人差があることが多い.

● **運動発達**

① はいはい(8〜9カ月)

ex. **Does he crawl?**
はいはいできますか?

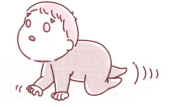

② つかまり歩き(10〜12カ月)

ex. **Can he walk with support?**
つかまり歩きができますか?

③ その他

【8〜9カ月】

ex. **Does he grasp things with his thumb and fingers?**
物を指でつまむことはできますか?

【12カ月】

 Can he throw objects?
物を投げることはできますか？

● 精神発達

① 発語，いないいないばあ（8〜9カ月）

 Does he say mama or dada?
「ママ」，「パパ」といいますか？

Does he play peek a boo?
「いないいないばあ」で遊びますか？

② バイバイ（12カ月）

 Can he wave bye-bye?
「バイバイ」をしますか？

1歳6カ月

● 一般的には一人歩きを獲得し，言葉も単語を2〜3語発する時期である．

● 運動発達

① 一人歩き（15カ月）：1歳6カ月で独歩困難な場合にはフォローアップが必要である．

 Can he walk without support?
一人歩きはできますか？

② 階段昇り

 Can he climb stairs with help?
手伝えば階段を上ることができますか？

③ その他

【15カ月】

ex. **Can he draw a line?**
線を引くことができますか？

【18カ月】

ex. **Can he scribble?**
らくがきをしますか？

● **精神発達**

① 指さし（15カ月）

ex. **Does he point when he wants something?**
欲しい物を指さしますか？

② 18カ月

ex. **Can he follow commands?**
言うことに従いますか？

Can he use a spoon?
スプーンを使うことができますか？

Can he say more than 2 or 3 words?
2〜3語以上の単語を発することができますか？

3歳

● 3歳児健診は主に精神発達の遅れを確認する.

● **運動発達**

ex. **Can he jump?**
ジャンプできますか？

Can he draw a circle?
丸を描くことができますか？

184　やさしい英語で外来診療　新装版

● **精神発達**

 Can he make sentences with 2 or 3 words such as "I want"?
"I want"のように2〜3語の単語を用いて文章が作れますか？

Does he play with other children?
他の子供と遊びますか？

Can he count from 1 to 10?
1から10まで数えることができますか？

Does he know his age?
自分の年齢をわかっていますか？

成長に関する説明

● 成長の遅れを発見しても，親に不安を与えないようにフォローアップや精査をすすめることが重要である．

 Ms. Smith, your child's development is quite normal. However, I am concerned a little that he can't walk without support.
スミスさん，お子さんの成長はほとんど問題ないかと思います．しかし現在1歳6カ月で，まだ歩けないことは少し気になる事項です．

It's usually different from child to child. So, if it is temporarily behind a little, he will catch up to normal soon. To make sure of it, I would like to follow this point. Is it OK?
成長には個人差があるため，一時的に遅れていてもある時期が来ると正常発達をすることが多いです．しかし念のために経過観察としましょう．

③ 栄養に関する問診

● 栄養方法や量・回数は個人差が大きいため，適切な量は子供ごとに異なる．

① **離乳前**

Did (/ Do) you breast-feed your child?
母乳栄養でしたか（/ですか）？

How many times a day do you breast-feed him?
1日に何回授乳していますか？

② 離乳食開始後

 How is his appetite?
食欲はいかがですか？

What does he usually eat?
お子さんはいつも何を食べていますか？

How many times a day does he eat?
1日に何回食事しますか？

Does he have any problems eating?
食事に関して何か問題はありますか？

4 カウンセリング

- 食事やうつぶせ寝に関してカウンセリングを行う．

食事

① 授乳回数の説明

 Your child should drink milk every 3 and a half to 4 hours during the day, and every 4 to 5 hours at night.
日中は 3.5 〜 4 時間に一度，夜中は 4 〜 5 時間に一度授乳してください．

② 離乳食に関する回答例

 I recommend well-looked you avoid beets and turnips to prevent choking.
ビーツやカブなど（固い食材）はのどにつまらせる可能性があるため，避けてることをお勧めします．

I recommend you introduce vegetables before fruit. Because if you introduce the fruit first, your child will dislike vegetables.

果物の前に野菜を食べさせた方がよいと思います．果物から食べさせると野菜が好きでなくなるからです．

You can feed him egg yolk, but avoid giving him egg white for allergies.

卵の黄身は食べさせても問題ありませんが，アレルギーの問題があるため，白身は避けた方がよいと思います．

うつぶせ寝に関する説明

- 乳幼児突然死症候群（sudden infant death syndrome：SIDS）を予防するため，就寝時はうつぶせ寝を避けるよう説明する．

 I recommend you lie your child on his back when sleeping.

寝ている間はうつぶせ寝を避けた方がよいと思います．

病的ではない症状に対する説明

 This is a very common problem. Most children overcome this problem by themselves. Please don't worry.

これはよくある症状です．ほとんどの子どもは自分でこの問題を克服します．心配なさらないでください．

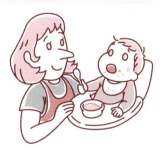

会話例 16 小児科健診

[患者：12カ月，男児]

Dr How can I help you today?
どうしました

Pt My son turned 1 this month so I brought him in for his checkup.
自分の息子が今月で1歳になるので，健診してもらいたくて来ました．

Dr OK. Do you have any concerns about your child's growth?
お子さんの成長で何か気になることはありますか？

Pt Well, he started eating solid foods, but I feel that he isn't eating enough. That's about all.
そうですね．離乳食をはじめたのですが，食事量が少し少ない気がします．でもそれ位です．

Dr Hmm... How active is he?
元気はありますか？

Pt He's very active and enjoys playing with his toys.
すごく元気でいつもおもちゃで遊んでいます．

Dr That's great. How is his appetite now?
それは良いですね．食欲はどうですか？

Pt He doesn't eat that much, but he does eat 3 times a day.
少し少ないですが，3食きちんと食べています．

Dr What does he usually eat?
お子さんは普段何を食べていますか？

Pt He started eating food for 1 year old this month. And I give him milk 4 times a day.
1歳用の離乳食を今月からはじめました．それと1日4回ミルクをあげています．

Dr OK, I see. His height and weight are quite normal, so I don't think you have anything to worry about.
なるほど．お子さんの身長，体重は順調に成長していますので，食事量は問題ないと思います．

Dr Has he had regular checkups?
お子さんは定期健診を受けていますか？

188　やさしい英語で外来診療　新装版

Pt Yes.
はい

Dr When was his last checkup?
最後の健診はいつですか？

Pt When he was 6 months.
6カ月のときです。

Dr What did his doctor say?
その時，医師に何と言われましたか？

Pt The doctor said there weren't any problems.
問題ないと言われました．

Dr Are his immunizations up to date?
予防接種はきちんと行っていますか？

Pt Yes.
はい．

Dr How is his relationship with other family members?
お子さんと他のご家族との関係はいかがですか？

Pt I think it's fine.
良好だと思います．

Dr Have you noticed any unusual behavior such as excessive crying?
かんしゃく泣きなど異常な行動はありますか？

Pt No.
いいえ

発達に関する問診

Dr I would like to ask you some questions about his development.
お子さんの発達について質問させてください．

Dr Can he crawl?
はいはいできますか？

Ⅱ-§8　小児科診察　189

Pt Yes.
はい.

Dr Can he walk with support?
つかまり歩きができますか？

Pt Yeah. He began walking last month and now walks around by himself.
はい．先月位から1人で歩けるようになりました．今は1人で歩き回っています.

Dr Can he throw objects?
物を投げることはできますか？

Pt Yes.
はい

Dr Does he say mama or dada?
「ママ」,「パパ」といいますか？

Pt Yes.
はい

Dr Does he play peek a boo?
いないいないバアをしますか？

Pt Yes.
はい

Dr Can he wave bye-bye?
「バイバイ」をしますか？

Pt Yes.
はい.

Dr OK. Next, I would like to ask you some questions about his birth history and natural health.
それでは次にお子さんの出生歴や健康状態について聞かせてください.

part II §8 小児科診察

3 発熱 (fever)

Point

- ☑ 小児（特に新生児，乳児）は，発熱のほかに特異的な臨床症状や理学的所見を呈さないことも多く，親からの詳細な問診が重要になる．

- ☑ 原因の多くはウイルス性感染症である感冒等の上気道炎，胃腸炎や発疹性疾患である．一方，敗血症，髄膜炎など重症感染症の可能性を否定するため，AAVBRを含む関連症状の聴取（問診の項：p.174）が重要である．

診察の流れ

▶ **現病歴の問診**…Part II §2-1, §8-1 を参考に問診する
▶ **現病歴以外の問診**…①Part II §8-1 を参考に順に問診する，②周囲の状況について聴取する
▶ **身体診察**…胸部・上腹部の診察（Part I §2-1, §2-3），口腔内・頸部の確認（Part I §2-4）

Advice

米国では体温計を含め，温度は華氏〔°F (fahrenheit)〕で表示されるのが一般的である．華氏(°F)＝(9/5)×摂氏(℃)＋32 であり，摂氏 36℃，38℃，40℃は，それぞれ華氏 96.8°F，100.4°F，104°F である．

Vocabulary

口語	fever [fíːvɚ]	图 発熱
口語	diaper [dáɪpɚ]	图 おむつ
口語	day care center	图 通所施設（託児所，保育園）
口語	mucus [mjúːkəs]	图 鼻水

1 鑑別診断

● 小児の外来や救急室受診理由の中で最も多い症状であり，原因としてウイルス感染が80％以上を占める．

● グッタリして元気がない，ぼんやりしている，機嫌が悪い，などの症状があれば，髄膜炎や敗血症などの重篤な疾患の可能性を念頭に置き診察する．

❖ 表　子どもの発熱の鑑別

		日本語	英語
1) 感染性	上気道炎	upper respiratory infection
	肺炎	pneumonia
	中耳炎	otitis media（口語：ear injection）
	胃腸炎	gastroenteritis
	尿路感染	urinary tract infection
2) 非感染性	脱水	dehydration
	膠原病	collagen disease
	悪性腫瘍	cancer

2 問診

発熱の ROS

● 発熱のROSとして全身をスクリーニングする必要がある．また脱水の有無に関して聴取する．

① 呼吸器感染症の鑑別

> ex. **Does he have a runny nose?**
> 鼻水が出ていますか？

> **Is he breathing quickly?**
> 呼吸が早い印象はありますか？

② 発疹性疾患（麻疹や風疹など）の鑑別

● 発疹の有無を確認し，有する場合には発熱の出現時期との関連を聴取する．

> ex. **Does he have any rashes?**
> 発疹はありますか？

③ 脱水の有無

 Is his mouth dry?
お子さんの口は乾いていますか？

Is his diaper dry?
尿は出ていますか（おむつは濡れていますか）？

周囲の状況

① 同様症状の接触歴

 Has he had contact with anybody who is sick?
病気の人と接触しましたか？

② 託児所に関する問診

- 生活歴では託児所や保育所に関する問診も行う．

Does he go to a day care center?
保育所へ行っていますか？

Do you know anybody who is sick in the day care center?
保育所で具合の悪い方はいましたか？

※会話例は，付録3［会話例21］を参照

〈参考文献〉

1) 岩田　敏：小児感染症の特殊性　小児の発熱から感染症を考える．化学療法の領域．25; 887-891，2009

2) McCarthy PL：Approach to the child with fever. Pediatric infectious disease. Norwalk, Appleton and Lange, pp.327-333 1995

part **Ⅱ** §8 小児科診察

4 遺尿症（enuresis）

Point

☑ 遺尿症の大部分は，基礎疾患がなく夜尿のみ（おねしょ）の訴え（夜尿症）で
あるが，診察にあたっては，器質的疾患の存在を除外することが重要である.

診察の流れ

▶ **現病歴の問診**…①Part Ⅱ §2-1，§8-1を参考に問診する，②夜尿症か否かを鑑別
する.

▶ **現病歴以外の問診**…①Part Ⅱ §8-1を参考に順に問診する，②トイレトレーニング
に関して詳細に聴取する.

▶ **身体診察**…下腹部の診察（Part Ⅰ §2-3）

Vocabulary

専門 enuresis [ènjʊríːsɪs]	遺尿症
専門 nocturnal enuresis	夜尿症
口語 wet one's bed	おねしょをする，寝小便をする
口語 shaking [ʃéɪkɪŋ]	图 痙攣，振戦

1 鑑別診断

● 遺尿症の診断にあたっては，第一に器質的疾患の存在を否定することが重要であ
る．頻尿や尿意切迫感を伴う失禁や昼間の尿失禁の場合には，器質的疾患の可能
性を考慮する.

❖ 表 遺尿症の鑑別

		日本語	英語
1) **一次性 (primary)**			
2) **二次性 (secondary)**	尿路感染症		urinary tract infection
	糖尿病		diabetes
	神経因性膀胱		neurogenic bladder
	痙攣		seizure
	不安障害		anxiety disorder
	尿崩症		diabetes insipidus

194 やさしい英語で外来診療 新装版

② 問診

夜尿症か否か（現病歴の問診②）

- 器質的疾患を除外するため，症状が夜間のみ（夜尿症：nocturnal enuresis）であるか否かを確認する．

  ex. **Does it happen only at night or also during the day?**
  症状は夜だけですか？日中も生じますか？

- 夜尿症は，生来持続している一次性と6カ月以上夜尿から自立していた後にみられる二次性に分類される．

  ex. **Did he stop wetting his bed before this problem?**
  これまでにおねしょは卒業していましたか？

  How long did he stop wetting his bed?
  どれくらいの期間おねしょをしていませんでしたか？

遺尿症のROS

- 遺尿症のROSとして，①発熱（尿路感染の鑑別），②痙攣，③ストレスの有無（不安障害の鑑別）などがあげられる．

① 尿路感染症の鑑別（発熱の有無）

  ex. **Does he have a fever?**
  熱はありますか？

② 痙攣の鑑別

  ex. **Have you noticed any unusual movements such as shaking?**
  痙攣のような変な動きを起こすことはありますか？

③ 不安障害の鑑別（ストレスの有無）

  ex. **Has he been under unusual stress?**
  いつもよりストレスを感じていそうですか？

トイレトレーニングの詳細

- 通常, 1歳半〜2歳半頃からトイレトレーニングを開始する.

 Is he potty trained?
おまるを使いはじめていますか？

At what age did he start using the potty?
何歳からおまるを使いはじめましたか？

Does he always use the potty?
排泄はおまるだけを使っていますか？

Does he still use diapers at night?
まだ夜間はおむつを使っていますか？

How many times do you change his diapers?
何回位おむつを替えますか？

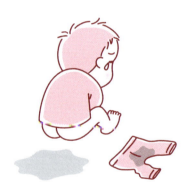

part II §8 小児科診察

5 小児外傷 (pediatric trauma)

Point

- ☑ 小児外傷は，頭部外傷を伴うことが多いため，重症度を判断する際には受傷機転のほかに，意識障害や嘔吐など関連症状の問診が重要である．
- ☑ 受傷原因が確実でない小児外傷の場合には，虐待の可能性を考慮する．

診察の流れ

- ▶ 現病歴の問診…①受傷時間，②受傷機転，③受傷部位，④関連症状について問診する
- ▶ 現病歴以外の問診…Part II §8-1 を参考に順に問診する

Vocabulary

専門	trauma [tráʊmə]	名	外傷
口語	bruise [brúːz]	名	打ち身，打撲傷，青あざ
口語	bump [bʌ́mp]	名	こぶ
口語	bleeding [blíːdɪŋ]	形	出血する

1 鑑別診断

● 受傷機転・部位の問診や診察により，どの部位の外傷であるかを正確に把握する．

❖ 表　小児外傷の鑑別

		日本語表現	英語
1) 頭部外傷 (head injury)		脳震盪	brain contusion
		頭蓋骨骨折	skull fracture
		硬膜外/下血腫	epidural/subdural hematoma
		くも膜下出血	subarachnoid hemorrhage
2) 四肢の外傷		骨折	fracture
		脱臼	dislocation
		捻挫	sprain
3) そのほか		小児虐待	child abuse

2) 問診

現病歴の問診

- ①外傷の時間，②状況（受傷機転），③部位や④関連症状（意識障害，嘔吐，骨折）について聴取する．

① **受傷時間**

> **ex.** When exactly did it happen?
> 事故のあった正確な時刻を教えてください．

② **受傷機転**

> **ex.** How did the child fall?
> どうやってお子さんは落下したのですか？
>
> How was the child hit?
> どうやってお子さんはぶつけたのですか？
>
> Where did he fall?
> どこから落ちたのですか
>
> Where did he hit?
> どこでぶつけましたか？
>
> How high was the fall?
> どのくらいの高さから落ちましたか？

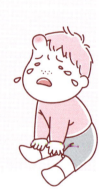

> fallには「落ちる」以外にも「転ぶ」「倒れる」という意味もある

③ **受傷部位**

> **ex.** Did he hit his head?
> 頭をぶつけましたか？
>
> What part of the head (/ body) did he hit?
> 頭（/ 体）のどこの部分をぶつけましたか？
>
> Did he have bruises or bumps?
> 打ち身の傷ができたり，こぶができたりしましたか？

④ 関連症状

● 意識障害，嘔吐を有する場合には頭部CT検査を施行する．

【意識障害の有無】

ex. **Did he pass out?**

お子さんは気を失ったりしませんでしたか？

Has he been drowsy?

お子さんは眠そうですか？

【嘔吐の有無】

ex. **Has he vomited?**

お子さんは吐いたりしましたか？

【出血の有無】

ex. **Did he have bleeding from his ears or nose?**

耳や鼻から出血しましたか？

3 診察

● 受傷部位を中心に骨折，変形の有無について診察する．四肢の場合には左右の対称性を確認し受傷していない側から診察する．

● 受傷機転に合致しないような診察所見がある場合には，虐待の可能性を考慮する．疑わしい場合には外傷の観察，保護目的で入院させる．

ex. **Ms. Smith, I see some injuries on his (her) body. Do you know how it happened?**

スミスさん，お子さんの体にいくつか傷があるようです．どうやってできたのかご存知ですか？

§8

❺ 小児外傷

Ⅱ-§8 小児科診察 199

part II　§9　産婦人科診察

産婦人科の問診

Point

- ☑ 婦人科診察ではこれまでの問診・診察に加え，妊娠を鑑別し，月経歴や産科既往歴について詳細に問診することが重要である．

- ☑ 産婦を診察する際には，上記に加えて胎児の状態，妊娠中の健診受診歴，母体の健康状態について聴取する．

診察の流れ

- ▶ **現病歴の問診**…①Part II §2-1を参考に問診する，②妊娠を鑑別する
- ▶ **現病歴以外の問診**…①Part I §1-3を参考に問診する，②月経歴，③産科既往歴，④健診受診歴を詳細に聴取する
- ▶ **身体診察**…頭頸部・腹部の診察（Part I §2-3, §2-4），婦人科診察

Vocabulary

口語	pregnant [prégnənt]	形 妊娠している
口語	pregnancy [prégnənsi]	名 妊娠
口語	menstrual period	生理期間
口語	pad [pǽd]	名 パット，生理用ナプキン
口語	tampon [tǽmpɑn]	名 タンポン
専門	pap smear	名 パップスメア
口語	in front of	～の前に
口語	armpit [ɑ́rmpìt]	名 わきの下，腋下
口語	lump [lʌ́mp]	名 かたまり，こぶ，しこり
専門	epidural [èpɪ(j)ʊ̀ərəl]	名 硬膜外麻酔，形 硬膜外の

1 現病歴の問診

妊娠の鑑別

- 妊娠可能年齢の女性を診察する際には，**第一に妊娠の可能性を考慮する**．

Are you currently pregnant?
現在妊娠されていますか？

Is there any possibility you are pregnant now?
現在妊娠の可能性はありますか？

How do you avoid pregnancy?
避妊はどのようにしていますか？

月経歴（現病歴以外の問診②）

- 通常の内科的診察の際に聴取する月経歴に加え，**量や間隔，初経の年齢など**を詳細に把握する．

 When was your last menstrual period?
最後の生理はいつですか？

How often does your menstrual period come?
生理はどれ位の頻度で来ますか？

How long does it last?
何日位続きますか？

How many pads or tampons usually do you use in a day when you have your period?
生理の時，1日何個位ナプキンやタンポンを使いますか？

Have you had any menstrual problems?
月経に何か問題がありますか？

At what age did you have your first menstrual period?
初潮は何歳のときでしたか？

when did you have the first menstrual period?
初潮はいつでしたか？

産科既往歴（現病歴以外の問診③）

- 産科既往歴（妊娠，出産歴）について詳細に把握する．

 How many times have you been pregnant?
妊娠は何回されましたか？

How many times have you given birth?

出産は何回されましたか？

When was your first baby born?

第一子はいつ頃生まれましたか？

Was it a natural birth or did it require C-section?

自然分娩でしたか？帝王切開でしたか？

Did you receive any pain medication during the birth?

無痛分娩でしたか？

② 現病歴以外の問診

健診受診歴

ex. **When was your last pap smear?**

最後に子宮頸がんの健診（パップスメア）をしたのはいつですか？

Do you examine your breasts by yourself at home?

家で乳がんの自己検診を行っていますか？

③ 産婦の診察

● 産婦を診察する際には，現病歴の問診，現病歴以外の問診に加えて，①胎児の状態，②検診受診歴，③母体の健康状態，を確認する．

胎児の状態

ex. **How many weeks have you been pregnant?**

現在妊娠何週ですか？

Have you felt your baby move? When was the last time?

赤ちゃんは動いていますか？最後に動いたのはいつですか？

How often does your baby usually move?

赤ちゃんは普段どの程度動いていますか？

202　やさしい英語で外来診療　新装版

健診受診歴

> **ex.** Have you had routine checkups during your pregnancy?
> 妊婦健診を受けていますか？

母体の健康状態

- 妊娠中の**食事**，**運動や不安など**を聴取し，**母体の健康状態を確認**する．

① 食事歴

> **ex.** Are you eating well?
> 食事はとれていますか？

② 運動歴

> **ex.** Do you do light exercise such as walking?
> 散歩など軽い運動はしていますか？

③ 不安の有無

> **ex.** How does your pregnancy affect your everyday life?
> 妊娠は毎日の生活にどのような影響を与えていますか？
>
> Are you worried or concerned about anything?
> 何か心配や不安なことはありますか？

4 そのほか

乳がんの自己検診のアドバイス

- 乳がんの自己検診の方法を聞かれた場合には下記のようにアドバイスする．

> **ex.** ① You should do it about 5 days after your menstrual period.
> 生理後5日以降に行います．

②You should do it in front of the mirror. (図A)
鏡の前で行ってください．

③Put one hand behind your head, using 2 fingers in a circular motion. (図B, C)
片手を頭の上に置いて，他の手の人差し指と中指で円を描くように動かします．

④You should check your entire breast including your armpit.
乳房とわきの下をチェックします．

⑤If you notice any pain or any skin changes or any lumps, please tell your doctor immediately.
もし痛み，皮膚の変化やしこりがある場合にはすぐに医師に報告して下さい．

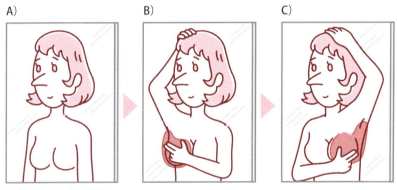

図❖乳がんの自己検診

会話例17 産婦の診察

［患者：30歳，女性］

Dr I would like to ask you some questions about your health.
これまでの病歴などを聞かせていただけますか？

Pt OK.
はい．

Dr How many times have you been pregnant?
妊娠は何回されましたか？

Pt This is my second time.
今回が2回目です．

Dr How many times have you given birth?
出産は何回されましたか？

Pt Just once, to a son.
1回です．男の子がいます．

Dr When was your first baby born?
第一子はいつ頃生まれましたか？

Pt 2 years ago.
2年前です．

Dr Was it a natural birth or did it require C-section?
自然分娩でしたか？帝王切開でしたか？

Pt It was a natural delivery.
自然分娩でした．

Dr Did you receive any pain medication during the birth?
無痛分娩をしましたか？

Pt Yes, I had an epidural. I gave birth in the U.S.
はい，硬膜外麻酔でした．米国で生みました．

Dr Have you had routine checkups during pregnancy?
妊婦検診を受けていますか？

Pt Yeah. There weren't any problems.
はい．特に問題はありませんでした．

Dr Are you eating well?
食事はとれていますか？

Pt Yes, I am.
はい，問題ありません．

Dr Do you do light exercise such as walking?
散歩など軽い運動はしていますか？

Pt I take walks with my husband when I have time.
はい，時間があるときは主人と散歩しています．

§9 産婦人科診察

月経異常 (abnormal bleeding patterns)

- 月経異常は第一に妊娠の有無，妊娠関連の異常か否かを鑑別するため，詳細な経過や現在の状況を聴取する．

診察の流れ

- **現病歴の問診**…① Part Ⅱ §9-1 を参考に問診する，② 月経異常の詳細を把握する
- **現病歴以外の問診**…Part Ⅰ §1-3, Part Ⅱ §9-1 を参考に問診する
- **身体診察**…腹部・頭頸部の診察（Part Ⅰ §2-3, §2-4），婦人科診察

Vocabulary

口語 hot flash	名 ほてり，顔面紅潮
専門 menorrhagia [mènəréɪdʒɪə]	名 月経過多
専門 hypomenorrhea	名 月経過少
専門 polymenorrhea	名 頻発月経
専門 oligomenorrhea	名 希発月経

1 鑑別診断

- 問診の中で，**月経の量や期間の異常であるのか**〔月経過多（menorrhagia），月経過少（hypomenorrhea）〕，**周期の異常であるのか**〔頻発月経（polymenorrhea），希発月経（oligomenorrhea）〕を鑑別する．

❖ 表　月経異常の鑑別

		日本語	英語
1)	視床下部性	神経性食指不振症	anorexia nervosa
2)	下垂体性	シーハン症候群	Sheehan syndrome
3)	子宮性	①月経過多	**menorrhagia**
		子宮腺筋症	adenomyosis
		子宮筋腫	myoma
		子宮内膜増殖症	endometrial hyperplasia
		悪性腫瘍	cancer
		②月経過少	**hypomenorrhea**
		子宮頸部硬化症	cervical stenosis
		子宮癒着	uterine synechiae
		アッシャーマン症候群	Asherman Syndrome
4)	全身性	甲状腺機能異常	hyper/hypothyroidism
		糖尿病	diabetes

② 現病歴の問診

月経異常の詳細

● **月経時の痛みと量**について普段の月経と比較する.

ex. **On a scale 1 to 10, 5 being a normal period, how strong is it now ?**

1から10のスケールで5をいつも通りとすると，今はどれくらいの痛みですか？

How many pads did you use a day during your last period?

最後の生理の際には1日どれ位ナプキンを使いましたか？

月経異常のROS

● 月経異常のROSとして，①子宮病変，②体重や食欲の変化（悪性腫瘍の鑑別），③貧血の有無，④ほてりの有無（閉経の鑑別）を聴取する.

Ⅱ-§9　産婦人科診察　**207**

① 子宮病変（子宮筋腫や腺筋症）の鑑別

ex. **Do you have an unusual strong pain before or at the same time as your period?**
生理前や生理時に通常よりも強い生理痛がありますか？

② 悪性腫瘍の鑑別（体重や食欲の変化）

ex. **Do you have any changes in your weight or appetite?**
体重や食欲に変化はありますか？

③ 貧血の有無

ex. **Do you feel lightheaded?**
ふらっと気の遠くなるようなめまいを感じますか？

④ 閉経の鑑別（ほてりの有無）

ex. **Do you have (/ get) hot flashes?**
ほてりはありますか？

Column 5

恩師の言葉 ⑦

—臨床医，研究者としてもっとも大切なこと，それは自分を越える人間を育成することである—

　順天堂大学呼吸器内科，高橋和久教授から指摘された一言です．やる気のない研修医や研究に興味のない後輩でも，あきらめずに教育することは非常に重要であり，教育することは教育されることであると指摘いただきました．

　筆者はまだ研究者として駆け出しであり，「自分を越える人間を育成する」ようなレベルを想像できませんが，この一言は胸に響き，常に教育の重要性を意識するようになりました．

part II §9 産婦人科診察

3 帯下 (vaginal discharge)

Point

☑ 「おりものが多い」という主訴は，各個人の感受性によって異なるため，症状が正常か病的かを鑑別する．本症状は，年齢や現病歴の回診により，疾患の特定が可能である．

診察の流れ

▸ 現病歴の問診…①Part II §9-1を参考に問診する，②帯下の詳細を把握する
▸ 現病歴以外の問診…①Part I §1-3，Part II §9-1を参考に問診する，②性交歴について詳細を聴取する
▸ 身体診察…腹部・頭頸部の診察（Part I §2-3，§2-4），婦人科診察

Vocabulary

口語 thick [θík]	形 濃厚な，どろどろした
口語 thin [θín]	形 水のような，さらさらした
口語 swelling [swέlɪŋ]	名 腫れ物
口語 genital area	名 陰部

1 鑑別診断

● 帯下が正常なものか，膣炎による症状であるかを鑑別する．正常な帯下は一般的に乳白色あるいは粘液性で無臭・非刺激性である．一方，膣炎による帯下は掻痒や性交時痛，疼痛，出血を伴う．

❖ 表1 帯下の鑑別

	日本語	英語
1) 感染症 (infection)	カンジダ膣炎	candidiasis
	トリコモナス膣炎	trichomonas vaginalis
	細菌性膣炎	bacterial vaginosis
	子宮頸管炎	cervicitis
2) 非感染症 (non-infection)	萎縮性膣炎	atrophic vaginitis

2）問診

帯下の詳細（現病歴の問診②）

● 色（color），質（consistency），臭い（odor），関連症状（associated symptom）について**聴取し**，鑑別疾患を絞る.

① 色

ex. **What color is your vaginal discharge?**

おりものは何色ですか？

② 質

ex. **Is your vaginal discharge thick or thin?**

おりものはねばついていますか？水のようにサラサラしていますか？

③ 関連症状

ex. **Have you felt any swelling of your genital area?**

陰部に腫れぼったい感じはありますか？

Do you have any itchiness?

かゆみはありますか？

Do you have any pain?

痛みはありますか？

❖ 表2　感染症の鑑別

	色	質	臭い	関連症状
カンジダ腟炎	白色	粘液性	なし	掻痒感，疼痛
トリコモナス腟炎	黄緑色	粘液性	悪臭あり	性交時痛，疼痛
細菌性腟炎	灰色	水溶性	魚のような悪臭あり	しばしば掻痒感，刺激，性交時痛

性交歴の詳細（現病歴以外の問診②）

● 性交歴について詳細に聴取する.

ex. **Are you sexually active?**

最近，性交渉をしていますか？

210　やさしい英語で外来診療　新装版

How many partners have you had in the last 6 months?

この6カ月で何人の相手と性交渉をしましたか？

Are your partners men, women, or both?

相手は男性ですか？女性ですか？それとも両方ですか？

Have you ever checked for HIV?

これまでにHIVのチェックを受けたことがありますか？

Have you ever had any sexually transmitted diseases?

これまでに性感染症にかかったことはありますか？

Do you have any pain during intercourse?

性行為中に痛みはありますか？

Are you satisfied with your current sex life?

あなたは，最近の性生活に満足していますか？

Column 6

USMLEを受験して感じたこと

　USMLE (United States Medical Licensing Examination；米国医師国家試験) とは，米国で臨床研修をする際に，受験・合格しておく必要のある試験のことです．基礎医学を中心としたstep1，臨床医学に関する知識が問われるstep2CK，さらに実際に模擬患者さんを前で，診察を行うstep2CSの3種類の試験に合格すると，ECFMG (Educational Commission for Foreign Medical Graduates) というCertificateを取得でき，米国でレジデンシーを始める許可が得られます．

　筆者は元々英語が苦手でしたが，初期研修医時代に臨床留学に興味をもったことで本格的にUSMLEの勉強を開始したところ，ECFMGを取得することができました．臨床研修や研究と並行して受験勉強を続けることは容易でありませんでしたが，これらを続けたことで「時間の使い方や作り方」を学ぶことができました．

Ⅱ-§9　産婦人科診察　211

part **II** §9 産婦人科診察

4 子宮収縮 (contraction)

Point

☑ 子宮収縮の鑑別は妊娠週数で異なる．妊娠初期に子宮収縮を訴える患者さんでは，切迫流産などの可能性を念頭に問診・診察を行うが，それぞれの詳細については産婦人科学の成書を参照されたい．本項では，妊娠後期の子宮収縮における英語表現や問診方法を中心に解説する．

診察の流れ

▶ **現病歴の問診**…①Part II §9-1を参考に問診する，②子宮収縮の詳細を把握する

▶ **現病歴以外の問診**…Part I §1-3，Part II §9-1を参考に問診する

▶ **身体診察**…腹部の診察（Part I §2-3），婦人科診察

Vocabulary

専門	**contraction** [kəntrǽkʃən]	图（子宮の）収縮
口語	**write down** [ràɪt dàʊn]	動 書き留める
口語	**labor** [léɪbə]	图 分娩，出産，陣痛
口語	**labor contraction**	图 陣痛

1 鑑別診断

● 妊娠37週以降の子宮収縮では，**陣痛（labor contraction）とブラクストンーヒックス収縮（Braxton Hicks contraction：妊娠後期に生じる無痛性の子宮の律動的収縮）**を鑑別する

❖ 表　陣痛とブラクストンーヒックス収縮の鑑別点

	陣痛	ブラクストンーヒックス収縮
間隔	規則的（regular）	不規則（irregular）
部位	腹部全体（generalized）	一部（partial）
強さ	経時的に短期間となり強さが増強 （become more frequent）	期間や強さがまちまち （varying intensity）
産徴	あり	なし

212　やさしい英語で外来診療　新装版

２）問診

子宮収縮の詳細（現病歴の問診②）

● 陣痛とブラクストン-ヒックス収縮の鑑別

- 子宮収縮の**間隔**，**部位**，**強さ**，**産徴**について聴取する．

① 間隔

> **ex.** **Are they constant or irregular?**
> おなかの痛み（子宮収縮）は規則正しいですか？不規則ですか？
>
> **How long does it last?**
> おなかの痛み（子宮収縮）はどれ位続きますか？

② 部位

> **ex.** **Do you feel contractions in all your belly or just one side?**
> おなかの痛み（子宮収縮）は腹部全体で感じますか？それとも片側のみで感じますか？

③ 強さ

> **ex.** **Are they getting more or less frequent?**
> おなかの痛み（子宮収縮）の回数は増えていますか？減っていますか？
>
> **Is it getting stronger?**
> おなかの痛み（子宮収縮）が強くなっていますか？
>
> **From 1 to 10, how strong are your contractions now?**
> 1から10のうち，おなかの痛み（子宮収縮）の強さはどれくらいですか？

④ 産徴

> **ex.** **Have you had any vaginal discharge?**
> おしるし（おりもの）はありましたか？
>
> **Have you noticed any bloody discharge from your vagina?**
> 膣から血の混じったおりものはありましたか？

● **開始時期**

ex. **When did your contractions start?**
子宮収縮はいつから始まりましたか？

What were you doing?
子宮収縮が始まったとき，何をしていましたか？

③ 説明

● 患者さんが子宮収縮でいつ病院に行けばいいのかわからない場合，下記のように説明する．

 I usually recommend my patients to come to the hospital when ①the contraction becomes constant, or ②if contractions get stronger and stronger, or ③if you notice any discharge from your vagina, or also ④if you feel the contraction in all your belly.
①子宮収縮が規則正しくなる，②強さがどんどん強くなる，③膣から分泌物がある，④腹部全体で収縮を感じるようになる，などの症状があれば来院してください．

④ カウンセリング

● 出産前には陣痛の時間や間隔を記録してもらうと診断・鑑別にあたって役立つことが多い．

 ① **I usually recommend my patients to keep a diary about their contractions. That way you can easily notice when your labor starts.**
私は患者さんにおなかの痛み（子宮収縮）を記録することを勧めています．これによりあなたもいつから陣痛が始まったのか簡単に理解することができます．

② **You should write down the time and intensity of your contractions. Please bring it when you come to the clinic.**
時間や強さを記録してください．病院にいらっしゃる際に持ってきてください．

会話例 18 陣痛が始まった？

[患者：34歳，女性]

Dr Hello.
もしもし

Pt Hello, this is Maria Johnson speaking. I am 39 weeks pregnant and have been going for regular checkups.
もしもし，マリア ジョンソンと申します．そちらの病院に定期的に通院中の妊娠39週の妊婦です．

Dr I am Dr. Hardy, a doctor at this hospital. How can I help you today?
私はハーディ，この病院の医師です．今日はどうされましたか？

■ 現病歴の問診

Pt I have had pain in my stomach for a few hours. I don't know if I'm in labor or not. My doctor told me to come in if the pain continues. I don't know if I should wait at home longer or come in to the hospital.
数時間前からお腹が痛みだしたのです．これが陣痛かどうかわからないのです．また，先生に陣痛がはじまったら入院するように言われているのですが，病院に行くべきか自宅でもう少し経過をみるか迷って電話しました．

Dr OK, so I would like to ask you some questions.
わかりました．いくつか質問をさせていただきたいと思います．

Pt OK.
はい．

Dr When did it start?
痛みはいつ始まりましたか？

Pt I think it was 2 to 3 hours ago.
2〜3時間前だと思います．

Dr What were you doing?
そのとき何をしていましたか？

Pt I was cooking at the time.

料理をしていました．

Dr Is the pain constant or irregular?

痛みは規則正しいですか？不規則ですか？

Pt It has been irregular.

不規則です．

Dr How long does it last?

それはどれ位続きますか？

Pt Let me see, it has been lasting anywhere from a few to thirty seconds.

そうですね，数秒から数十秒です．

Dr Do you feel contractions in all your belly or just one side?

子宮収縮は腹部全体で感じますか？それとも片側のみで感じますか？

Pt Just in one side, and feels like it's in the top right side.

一部分です．右上の方で収縮しているのを感じます．

Dr Is it getting more or less frequent?

子宮収縮の回数は増えていますか？減っていますか？

Pt It's the same.

変わらないです．

Dr Is it getting stronger?

子宮収縮は強くなっていますか？

Pt No, it's the same.

いいえ，変わらないです．

Dr From 1 to 10, how strong are your contractions now?

1から10のうち，子宮収縮の強さはどれ位ですか？

Pt It's 2 or 3.

2か3です．

Dr Have you had any vaginal discharge?

おしるしはありましたか？

216　やさしい英語で外来診療　新装版

Pt No.
いいえ．

Dr Have you felt your baby move?
赤ちゃんは動いていますか

Pt Yes.
はい．

まとめ

Dr OK, Ms. Johnson. Let's summarize your case. So, you have had a pain in your stomach for 3 hours or so. You haven't seen any blood. Is that correct?
3時間前からお腹の一部分が不規則に収縮し始めたのですね．一方で膣からの出血はないのですね．よろしいですか？

Pt Yeah, that's correct.
そのとおりです．

Dr It could be the beginning of labor pain. I recommend you to come to the hospital when ① the contractions become regular, or ② if contractions get stronger and stronger, or ③ if you notice any discharge from your vagina, or also ④ if you feel the contractions in all your belly.
それは陣痛の始まりかもしれません．①子宮収縮が規則正しくなる，②強さがどんどん強くなる，③膣分泌がある，④腹部全体で収縮を感じるようになる，などの症状があれば来院して下さい．

Pt OK, I will call again. Thank you very much.
わかりました．また電話します．ありがとうございます．

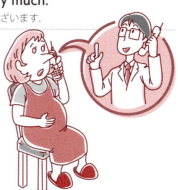

胎動減少 (decreased fetal movement)

Point
- その病状が病的か否かを確認するため，問診・鑑別前に現在の妊娠の状態に加え，普段の胎動について聴取する．

診察の流れ
- **現病歴の問診**…①Part Ⅱ §9-1を参考に問診する，②子宮収縮の詳細を把握する
- **現病歴以外の問診**…Part Ⅰ §1-3を参考に問診する．
- **身体診察**…腹部の診察（Part Ⅰ §2-3），婦人科診察

Vocabulary

| 口語 fetal movement | 胎動 |

1) 鑑別診断

- 胎動減少は，その**症状が病的か否かを問診で鑑別**する．

❖ 表　胎動減少の鑑別

	日本語表現	英語
1) 胎児側要因	睡眠サイクルの相違	sleep wake cycle
	胎位	fetal position
2) 母体側要因	肥満	obesity
	低血糖	hypoglycemia
	脱水	dehydration
	低酸素血症	hypoxia
	羊水過少/過多	decreased / increased amniotic fluid
	前置胎盤	anterior placenta

② **問診**

胎動減少の ROS

- 胎動減少の ROS では，①睡眠サイクルの相違，②食事や水分の摂取（低血糖や脱水の鑑別），③呼吸困難感（低酸素血症の鑑別），④膣分泌の有無（前置胎盤の鑑別），⑤発熱の有無（感染症の鑑別）について聞く．

① **睡眠サイクルの相違の鑑別**（胎児側要因）

ex. **Is your baby more active at night?**
赤ちゃんは夜の方がよく動きますか？

② **低血糖や脱水の鑑別**

ex. **When was your last meal?**
最後の食事はいつですか？

Have you eaten regularly?
食事はきちんととれていますか？

Have you been drinking a lot of water?
きちんと水分をとっていますか？

③ **低酸素血症の鑑別**

Have you been short of breath?
呼吸の苦しさを感じますか？

④ **前置胎盤の鑑別（膣分泌の有無）**

ex. **Have you noticed any bloody discharge from your vagina?**
膣から血の混じったおりものはありましたか？

⑤ **感染症の鑑別（発熱の有無）**

ex. **Do you have a fever?**
熱はありますか？

§9
❺
胎動減少

Ⅱ-§9 産婦人科診察

③ 説明

- 胎動減少が主訴の場合には，母体・胎児の診察が重要である．説明にあたっては，不安を与えないように行う（Part I §3-1を参考に下記のようなコメントを述べる）．

ex.

① There are a number of possibilities that can cause your problem that you described. Sometimes a baby is active while you sleep and sleeps while you are awake.

おっしゃる症状は複数の原因で生じます．お母さんが寝ている間に胎児が起きて動いており，逆に起きているときは胎児が寝ているといったこともあります．

② However, the other possibilities are low blood sugar or not drinking enough water. It can also cause this problem. So, we will have to run some tests to make sure your baby is fine.

しかし低血糖や水分摂取が足りなくても同様の症状を起こします．このためいくつか検査をして赤ちゃんが元気であることを確認する必要があります．

④ カウンセリング

- 胎動が正常であれば下記のように軽い運動や食事についてカウンセリングすることが重要である．

ex.

I usually recommend all my patients to do mild physical activity such as walking.

私は普段から患者さんに散歩など軽い運動をお勧めしています．

I usually recommend all my patients to keep a balanced diet.

私は普段から患者さんにバランスのとれた食事をとることをお勧めしています．

付録 Let's Try 英会話

これまで学んだ英語表現を使い，あいさつから問診まで実践での診療の流れに沿った会話例を掲載しています

1. 会話例 19　咳が止まらない
2. 会話例 20　最近寝付けないんです…実は…
3. 会話例 21　子どもが急に熱を出した！

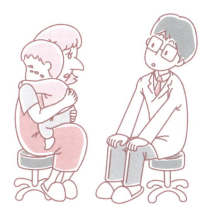

付録 1
会話例 19 咳が止まらない

[患者：40歳，男性]　　　　　　　　　　　→ Part Ⅱ　§3-3（p.122）参照

英語教師のブラウンさんは，2〜3日続く咳を主訴に遠藤医師の勤める病院に来院しました．ほかにはどんな症状があるのでしょうか？

導入

Dr Mr. Thomas Brown?
トーマス ブラウンさん．

Pt Yes, that's me.
はい，私です．

Dr Hello. My name is Dr. Endo. I'm a doctor at this hospital. Nice to meet you. Today I would like to ask you some questions and do the physical exam.
こんにちは．私の名前は遠藤と申します．この病院の医師です．はじめまして．本日はいくつか問診と診察をさせていただきます．

Pt OK.
わかりました．

Dr Let me drape you to make you more comfortable.
少しでもご気分がよくなるようにこのブランケットをおかけしますね．

Pt Thank you.
ありがとうございます．

Dr Is there anything else I can do for you?
他に私にできることはありますか？

Pt No, thank you.
大丈夫です．ありがとうございます．

現病歴の問診

Dr Today I see you are here for a cough. Could you tell me more about it?
本日は咳で受診されたとのことですが，もう少し詳しく教えていただけますか？

Pt Yes, I've been coughing for the last 2-3 days. It's been difficult to bring up phlegm.

はい，ここ2～3日咳をしています．それから，痰が出にくいです．

Dr Is it getting better or worse?

症状はよくなっていますか？それとも悪くなっていますか？

Pt I think it's getting worse.

悪くなっていると思います．

Dr Does anything make it worse?

悪くなるきっかけはありますか？

Pt The coughing is making it difficult to sleep at night.

夜，咳が出て眠れません．

Dr OK. Does anything make it better?

良くなるきっかけはありますか？

Pt No.

ありません．

Dr Is your phlegm thin or thick?

痰は，サラサラしていますか？粘り気がありますか？

Pt It's thin.

サラサラしています．

Dr Did you notice any blood when you cough?

痰に血は混じっていますか？

Pt No.

いいえ．

咳のROS

Dr Do you have a fever?

熱はありますか？

Pt Yes, I've had a slight fever since yesterday.

はい．昨日から少し熱があります．

付録　Let's Try 英会話 | 223

Dr What's your temperature?

何度ですか？

Pt It was 99 degrees last night.

昨夜は99°Fでした．

Dr Are you taking any medication ?

現在，何か薬を飲んでらっしゃいますか？

Pt Yes, I took some OTC medication.

はい，市販薬を飲んでいます．

Dr Do you feel short of breath?

呼吸のしづらさを感じますか？

Pt No, I don't.

いいえ．

Dr Do you have any changes in your weight or appetite?

体重や食欲に変化はありますか？

Pt No.

いいえ．

Dr Do you have a headache?

頭痛はありますか？

Pt I had a little headache when I had a fever.

熱があったときは少し頭痛がありました．

Dr Do you have a runny nose ?

鼻水は出ますか？

Pt Yes. A little.

はい，少しだけ．

Dr Have you ever had a similar problem before ?

これまでに同様の症状はありましたか？

Pt Yes, I've had these symptoms a few times in the last year. Usually these symptoms can be cured by OTC drugs. But this time the coughing is more severe so I came here.

そうですね．昨年はこのような風邪の症状が何回かありました．いつもは市販薬で治るのですが，今回は咳がひどいので受診しました．

現病歴以外の問診

Dr OK. So, next I would like to ask you some questions about your health in the past.

わかりました．それでは次に，これまでの病歴などを聞かせていただけますか？

Pt OK.

はい

Dr Do you have any allergies?

何かアレルギーをおもちですか？

Pt Yes, I'm allergic to crab and shrimp.

はい．カニやエビなどに対するアレルギーがあります．

Dr What kinds of reactions do you get?

どんな症状が起こりますか？

Pt Redness and swelling in my lips.

唇が赤く腫れてしまいます．

Dr Anything else you can tell me about your allergies?

その他，アレルギーに関してお話しいただけることはありますか？

Pt No.

いいえ．

Dr Have you ever had a health problem?

これまでに健康上の問題を指摘されたことはありますか？

Pt When I was a child, I was treated for asthma, but haven't had symptoms as an adult.

幼少時に喘息といわれ治療していましたが，成人してからはありません．

家族歴

Dr Mr. Brown. I would like to ask you some questions about your family's health history.

ブラウンさん．それではご家族の健康についてお聞きします．

Pt OK.

はい．

付録　Let's Try 英会話　225

Dr Has anyone in your family had any serious illness?

ご家族で大きな病気をされた方はいらっしゃいますか？

Pt My father died of lung cancer when I was 20 years old. My mother is fine.

父は肺がんで私が20歳の時に亡くなりました．母は健在です．

Dr Oh, I'm sorry to hear that.

それはお気の毒です．

Pt Thank you.

ありがとうございます．

Dr Anything else?

他にはなにかありますか？

Pt No.

いいえ．

社会歴

Dr OK, Mr. Brown. Next, I would like to ask you some questions about your social history.

わかりました，ブラウンさん．次に，普段の生活について聞かせて頂けますか？

Pt OK.

はい．

Dr Have you ever smoked?

タバコを吸ったことはありますか？

Pt Yes.

はい．

Dr How many packs in a day?

1日に何パック吸っていますか？

Pt 1 pack.

1パックです．

Dr How many years have you smoked?

何年間吸っていますか？

Pt I've smoked since I was 20 years old, so 20 years.

20歳から吸い始めたので20年です．

Dr Do you drink alcohol?

お酒を飲まれますか？

Pt I drink 1 or 2 beers a day.

ビールを1日1〜2本くらいです．

Dr OK. So, what do you do for a living?

わかりました．お仕事は何をされていますか？

Pt I'm an English teacher. I've been working in Japan since last year.

英語教師です．去年から日本で働いています．

性交歴

Dr Ok, Mr. Brown, I would like to ask you some questions about your sexual history. These are routine questions and I ask all of my patients. Everything we discuss is confidential. Is that OK?

わかりました，ブラウンさん．これから性交歴についていくつかの質問をしたいと思います．これらは一般的な質問であり，私はすべての患者さんに尋ねています．お話しいただいた事項はすべて内密なものとさせていただきます．お聞きしてもよろしいですか？

Pt Sure.

ええ．

Dr Are you sexually active?

現在，あなたは，性生活を営んでいますか？

Pt Yes.

はい．

Dr How many partners have you had in the last 6 months.

ここ最近，6カ月で何人の相手と性交渉をしましたか？

Pt Two.

2人です．

Dr Are your partners men, women, or both?

相手は男性ですか？女性ですか？それとも両方ですか？

付録 Let's Try 英会話 | 227

Pt Just women.
   女性だけです．

Dr Have you ever checked for HIV?
   これまでにHIVのチェックを行ったことがありますか？

Pt No.
   いいえ．

Dr Have you ever had a sexually transmitted disease ?
   これまでに性感染症にかかったことはありますか？

Pt Never.
   いいえありません．

まとめ

Dr Thank you, Mr. Brown, let's summarize your case. You have a cough and phlegm which started 3 days ago. You have a fever and headache, but you don't have difficulty breathing. Is that correct?
   ありがとうございます，ブラウンさん．それではこれまでのお話をまとめてみましょう．3日前から咳と痰があり，熱と頭痛はあるということですが，息苦しさはないのですね．よろしいですか？

Pt It's correct.
   そのとおりです．

Dr Thank you. So, next I would like to do the physical exam. Just a moment please. I'll wash my hands.
   ありがとうございます．次に診察へ移りたいと思います．少しお待ちください．手を洗ってきます．

Pt OK.
   わかりました．

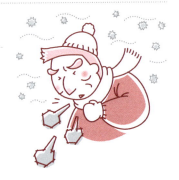

付録 2

会話例 20　最近寝付けないんです…実は…

[患者：25歳，女性]　　→ Part II　§7-1（p.164），§7-3（p.171）参照

主婦のデイヴィスさんは，不眠を主訴にハーディ医師の勤める病院に来院しました．それには理由があるようですが…

■ 導入

Dr Ms. Iris Davis?
アイリス デイヴィスさん．

Pt Yes, that's me.
はい，私です．

Dr Hello. My name is Dr.Hardy. I'm a doctor at this clinic. Nice to meet you. Today, I would like to ask you some questions and do the physical exam.
こんにちは．私の名前はハーディと申します．この病院の医師です．はじめまして．本日はいくつか問診と診察をさせていただきます．

Pt OK.
わかりました．

Dr Let me cover you to make you more comfortable.
少しでもご気分がよくなるようにいたしますね．

Pt Thank you.
ありがとうございます．

■ 現病歴

Dr How can I help you today?
本日はどうされましたか？

Pt Well ... I can't sleep well recently.
ええと，最近夜眠れないので受診しました．

Dr When did it start?
それはいつ頃からですか？

Pt I usually don't sleep very well, but it has gotten worse since 2 months ago.

元々寝つきは悪い方なのですが，2カ月前くらいからひどくなってきたので受診しました．

Dr Did it start suddenly or gradually?

症状は突然はじまりましたか？それとも徐々にはじまりましたか？

Pt It's gradually.

徐々にです．

Dr Is it getting better or getting worse?

症状は良くなっていますか？

Pt Getting worse.

悪くなっています．

Dr Does anything make it worse?

悪くなるきっかけはありますか？

Pt Yeah, it gets worse when I drink alcohol or feel down.

お酒を飲んだり，気分が落ち込んでいるときには症状が悪くなります．

Dr Does anything make it better?

良くなるきっかけはありますか？

Pt No, nothing.

ありません．

睡眠状況の聴取

Dr How many hours do you usually sleep?

いつも何時間位寝ていますか？

Pt I go to bed at 1am but don't fall asleep until about 3 or 4am. Then I get up at 7am, so I sleep for only 3 or 4 hours.

1時くらいに横になりますが，3時か4時くらいまで寝付けません．起きるのは7時なので眠っているのは3時間か4時間だと思います．

Dr Do you take naps?

昼寝はしますか？

230　やさしい英語で外来診療　新装版

Pt I get sleepy and sometimes fall asleep but only for 20 to 30 minutes.

眠くなってうたたねすることはありますが，20〜30分です．

Dr Before going to bed, do you drink coffee, tea or alcohol?

寝る前にコーヒーやお茶，アルコールを摂取しますか？

Pt No.

いいえ．

Dr Do you have difficulty falling asleep or maintaining sleep?

眠りにつけないのですか？それとも途中で起きてしまうのですか？

Pt I can't fall asleep.

眠りにつけないです．

■ 睡眠障害の ROS

Dr Do you snore a lot?

いびきが大きいと言われますか？

Pt No, I have never been told that before.

いいえ，言われたことはありません．

Dr Do you feel sleepy during the day?

日中に眠気を感じますか？

Pt Yes, because I don't sleep well at night.

はい，夜眠れないので日中に眠気を感じることがあります．

Dr Do you have a headache when you wake up?

起床時に頭痛を感じますか？

Pt Yeah. I sometimes get headaches.

はい，たまに頭痛を感じることがあります．

Dr Do you fall asleep suddenly while working or driving?

仕事中や運転中に突然眠ってしまうことはありますか？

Pt I'm sleepy a lot during the day and sometimes fall asleep.

日中に眠いことが多いのでたまに眠ってしまいます．

付録　Let's Try 英会話　231

Dr Do you have any ideas what may be causing your problem?

眠れない原因として，何か思い当たることはありますか？

Pt No. But...it's nothing.

いいえ…．でも…なんでもないです．

DVのスクリーニング

Dr OK, Ms. Davis, sometimes patients with your problem have difficulties in their relationships. Do you have any problems?

ディヴィスさん．ときどき，夫婦間に問題を抱える方がこのような症状を訴えることがあります．何か問題はないでしょうか？

Pt No...No...I don't.

いいえ…そんなことはありません．

Dr Ms. Davis, everything we discuss is confidential. There is no concern. Do you have any problems?

ディヴィスさん，ここで話したことはすべて秘密にします．心配なさらないでください．何か問題をおもちですか？

Pt ... Yes.

…はい．

Dr Oh, I'm sorry to hear that. But there are important questions. I would like to ask you some questions about your relationship with your partner. Everything we discuss is confidential. Is that OK?

それはお辛いですね．しかし，これはとても重要なことです．これから旦那さんとの関係についてお聞きします．ここで話したことはすべて秘密にします．よろしいですか？

Pt OK.

はい．

詳細なスクリーニング

Dr Do you feel safe at home?

家は安全な場所だと感じますか？

Pt No.
いいえ.

Dr Do you feel afraid at home?
家に恐怖を感じますか？

Pt Yes. Sometimes I am afraid when my husband is around.
ときどき，夫がいると怖いと思います.

Dr Do you have friends you can talk to about this?
家の問題に関してご友人に話すことができますか？

Pt No. It's difficult to talk about it.
なかなか話すことができません.

Dr Do you have an emergency plan for when you feel threatened?
家で脅威を感じた際にどうするか考えていますか？

Pt No, I have never thought about it.
いいえ，全く考えたことはありませんでした.

Dr On a scale of 1 to 5, 1 is never and 5 is frequent. How often does your partner hurt you?
1から5のスケールで，1が全くない，5が頻繁とします．あなたのパートナーはどれくらいあなたをたたいてきますか？

Pt It's 3. Not everyday, but it happens from time to time.
3です．毎日ではありませんが，事あるたびに私をたたいてきます.

Dr How often does your partner say bad words about you?
どれくらいあなたに暴言を吐きますか？

Pt The same, he does it from time to time.
同じです．事あるたびに私を侮辱します.

Dr How often does your partner threaten to harm you?
どれくらいあなたを傷つけようと脅かしますか？

Pt I guess it's 3.
3だと思います.

Dr How often does your partner scream at you?
どれくらいあなたを怒鳴りますか？

付録　Let's Try 英会話　233

[Pt] I think it's the same. It's 3.
同じくらいだと思います．3です．

[Dr] Is there anything else you're worried about?
そのほかに何か心配なことはありますか？

[Pt] I have a 3-year-old son and my husband sometimes hits him too. I feel scared about that.
1人3歳の息子がいるのですが，彼に対しても時に暴力をふるうことがあります．そのときには脅威を感じます．

説明

[Dr] Oh, I'm sorry to hear that. Ms. Davis, I am concerned about your safety and relationship with your partner. We can have you see our social worker to discuss your problems. We can offer you help and support whenever you need it.
それはお気の毒です．ディヴィスさん，私はあなたの身の安全や旦那さんとの関係が心配です．当院にいるソーシャルワーカーと面談してご家庭の問題について話し合うことができます．私たちは，必要なときにいつでもサポートしますよ．

[Pt] Thank you.
ありがとうございます．

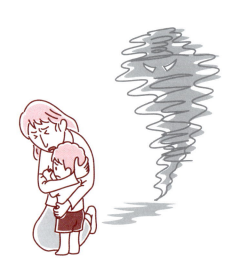

付録 3

会話例 21 子どもが急に熱を出した！

[患者：1歳，男児]　　　　　　　　　　　→Part Ⅱ　§8-3（p.191）参照

急な発熱を主訴に，ミラーさんが3歳の息子を連れて来院しました．熱以外の症状には何があるのでしょうか？

あいさつ

Dr Hello, Ms. Miller. My name is Dr. Hardy. I'm a doctor at this hospital. Nice to meet you.
こんにちは，ミラーさん．私の名前はハーディーと申します．この病院の医師です．はじめまして．

Pt Nice to meet you.
はじめまして．

Dr What is your child's name?
お子さんの名前を教えてください．

Pt His name is Tom.
トムです．

Dr How old is he?
何歳ですか？

Pt He's 1.
1歳です．

現病歴の問診

Dr How can I help you today?
今日はどうされましたか？

Pt He has a fever. He has been feeling bad and has been crying.
息子が熱を出してしまいました．機嫌が悪くて泣いています．

Dr When did it start?
いつからですか？

Pt It started last night.
昨日の夜からです．

付録　Let's Try 英会話　235

Dr **Did it start suddenly or gradually?**
   突然はじまりましたか？それとも徐々にはじまりましたか？

Pt **He was fine until lunchtime and then he got a sudden fever.**
   昼までは元気だったのですが，突然に熱が出たのです．

Dr **Is it getting better or worse?**
   症状は良くなっていますか？悪くなっていますか？

Pt **It was 100 degrees yesterday, but it rose to 102 degrees today.**
   昨日は熱が100°Fだったのですが，今日になって102°Fまであがりました．

Dr **Does anything make it worse?**
   何か悪くなるきっかけはありますか？

Pt **No.**
   いいえ．

Dr **OK. Does anything make it better?**
   わかりました．良くなるきっかけはありますか？

Pt **No, whatever I do, it hasn't gotten better, and he keeps crying.**
   いいえ，何をしても機嫌が悪くて泣いてしまっています．

Dr **Does he have a runny nose?**
   鼻水は出ますか？

Pt **Yes, he has had yellow mucus since this morning and he seems discomforted.**
   はい，今日の朝から黄色の鼻水が出てきて苦しそうです．

Dr **Is he breathing quickly?**
   呼吸が速い印象はありますか？

Pt **No, it's the same as usual.**
   いつもと変わりません．

Dr **Does he have any rashes?**
   発疹はありますか？

Pt **No.**
   いいえ．

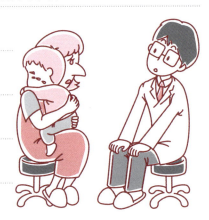

Dr Is his mouth dry?

お子さんの口は乾いていますか？

Pt A little bit, yes.

少しですが，そうですね．

Dr Is his diaper dry?

尿は出ていますか

Pt Yes, it's drier than usual, and I haven't had to change it as often as I usually do.

そうですね．いつもよりおむつを濡らす回数が少ないです．

関連症状の聴取

Dr Does he have a cough?

咳はしていますか？

Pt Yes, a little since yesterday.

昨日から咳が少し出ます．

Dr Has he been active?

元気はありますか？

Pt No, he has been looking dull.

ぐったりしています．

Dr How is his appetite?

食欲はどうですか？

Pt He hasn't been eating because I think he has a sore throat. He usually eats well but hasn't been. He puts water in his mouth but spits it out.

食べていないです．おそらく喉が痛いのではないかと思います．いつもはすごい食欲なのに，あまり飲んだり食べたりしないんです．水も口には入れるのですが出してしまうんです．

Dr Has he thrown up?

お子さんは吐いたりしましたか？

Pt No.

いいえ．

付録　Let's Try 英会話　237

Dr Has his bowel movements been normal?

便は普通でしたか？

Pt Same as usual.

はい．いつもと変わりません．

Dr Have you noticed anything unusual with his hearing or vision?

聞こえや見え方がいつもと違う感じはしますか？

Pt Also same as usual.

いつもと変わりません．

現病歴以外の問診

Dr OK. So, next I would like to ask you some questions about his health in the past.

わかりました．それでは次に，お子さんのこれまでの病歴などを聞かせていただけますか？

Pt OK.

はい．

Dr Does he have any allergies?

お子さんはアレルギーをおもちですか？

Pt No, not that I know of.

いいえ，わかりません

Dr Has he ever stayed in a hospital?

入院されたことはありますか？

Pt No.

いいえ．

Dr OK, is he taking any medication?

何かお薬は飲まれていますか？

Pt Never.

飲んでいません．

Dr Ms. Miller. I would like to ask you some questions about the health in his family.

ミラーさん．それではご家族の健康についてお聞きします．

238 やさしい英語で外来診療 新装版

Pt OK.
わかりました.

Dr Does anyone in his family have the same problem?
ご家族で同じ症状のある方はいらっしゃいますか？

Pt No.
いいえ.

Dr Does anyone in his family have any serious illness?
ご家族で重い病気をおもちの方はいらっしゃいますか？

Pt No. Everyone is healthy.
みんな健康です.

Dr Does he go to a day care center?
保育所へ行っていますか？

Pt Yes.
はい.

Dr Do you know anybody who is sick in his day care center?
保育所で具合の悪い方はいましたか？

Pt Yeah, his friend who he played with has the same symptoms.
はい. 一緒に遊んでいる子が熱を出していると聞きました.

生活歴

Dr OK, Ms. Miller. Next, I would like to ask you some questions about his social history.
わかりました, ミラーさん. 次にお子さん普段の生活について聞かせていただけますか？

Pt OK.
はい.

Dr Has he had regular checkups?
お子さんは定期健診を受けていますか？

Pt Yes.
はい.

付録 Let's Try 英会話 239

Dr When was his last checkup?

最後の健診はいつですか？

Pt It was half a year ago. I am planning to have the next one this month.

半年前です．今月受診する予定です．

Dr What did his doctor say?

そのとき，医師に何と言われましたか？

Pt The doctor said there is no problem.

異常はないといわれました．

Dr Are his immunizations up to date?

予防接種はきちんと行っていますか？

Pt Yes.

はい．

Dr Does he play with toys?

おもちゃで遊びますか？

Pt Yes, but he has been looking dull since yesterday and hasn't played with any toys, just crying.

はい，昨日からはぐったりしているので遊ばず，泣いてばかりいます．

Dr How is his relationship with other family members?

お子さんとほかのご家族との関係はいかがですか？

Pt Of course, good.

もちろん，良好ですよ．

まとめ

Dr Thank you. Let's summarize his case. He has had a fever of 102 degrees since yesterday and has been feeling dull, had no energy. He has had no appetite, but hasn't had diarrhea. Is that correct?

ありがとうございます．これまでのお話をまとめてみますね．昨日から102℉までの発熱があり，ぐったりしていたのですね．また食欲が落ちているものの，下痢はないのですね．よろしいですか？

Pt That's correct.

そのとおりです．

240 　やさしい英語で外来診療　新装版

索 引

欧 文

A

active movement ———— 69
aggravate ———— 18
aggravating and allevi-
    ating factors ———— 18
alcohol ———— 30
allergy ———— 24
alleviate ———— 18, 73
anterior / posterior
    drawer test ———— 70
associated symptoms ———— 18
asthma ———— 122

B

Babinski 反射 ———— 61
Barré 徴候 ———— 63
belly ———— 44
bend ———— 44, 68
blood clots ———— 137
blood test ———— 73
Blumberg's sign ———— 46
brain contusion ———— 197
Braxton Hicks contraction
    ———— 212
breath ———— 36

breathe ———— 36
bruise ———— 197
bulla ———— 170
bump ———— 197

C

CAGE question ———— 30
checkup ———— 174
chest pain ———— 89
child abuse ———— 197
closed question ———— 14
cold sweat ———— 89
come on ———— 92
contraction ———— 212
cough ———— 122
CREST 症候群 ———— 141
crust ———— 168
CT scan ———— 74

D

day care center ———— 191
defecate ———— 130
diaper ———— 191
diet ———— 111
dislocation ———— 197
Dix-Hallpike test ———— 159
dizziness ———— 156, 157
domestic violence ———— 171
do the physical exam ———— 14
drape ———— 14
dribbling ———— 142

drowsy ———— 82
duration ———— 18
dysphagia ———— 140
dyspnea ———— 118

E

ecchymosis ———— 170
echocardiogram ———— 75
ejaculatory dysfunction
    ———— 149
electrocardiogram ———— 75
endoscopy ———— 75
enuresis ———— 194
epidural/subdural
    hematoma ———— 197
erectile dysfunction ———— 149
erection ———— 149
erythema ———— 170
excessive ———— 174

F

family history ———— 24
fatigue ———— 102
feces ———— 98
feel down ———— 102
fetal movement ———— 218
fever ———— 191
Fitz-Hugh-Curtis 症候群
    ———— 94
flaccid ———— 149
flash ———— 82

索 引 **241**

follow diet	111	
fracture	197	

G・H

genital area	209
groggy	82
headache	82
heart	37
hesitancy	142
hospitalization	24, 26
hypomenorrhea	206

I

immunization	174
in case	153
intensity	18
intercourse	149
itchiness	168

L

labor	212
labor contraction	212
large intestine	73
let go	44
lie down on one's back	36
lie on one's side	156
lose	111
lumber puncture	75
lump	200

M

macula	170
McBurney点	48

McMurray test	70
medication	24, 102
menorrhagia	206, 207
menstrual period	200
Murphy's sign	47

N・O

nausea	126
nocturnal enuresis	194
NSAIDs	129
obstetrical history	24
obturator sign	48
oligomenorrhea	206
onset	18
open question	14

P

pad	200
pain medication	78
palpitation	113
pap smear	200
pass gas	92
passive movement	69
past medical history	24
pelvic inflammatory disease	94
petechiae	170
Phalen test	72
phlegm	18, 122
polymenorrhea	206
potty	174
pound	89
pregnancy	200
pregnant	200
press	36

press on	36
previous episodes	24
prodrome	83
psoas sign	49
purpura	170
pustule	170

Q・R

quality	18
radiate	18
radiation	18
rash	82
raw food	130
Raynaud症状	141
recommend	73
recreational	32
ring	156
Rinne試験	54
ripping	89
roll over	181
Rosenstein sign	48
Rovsing sign	48

S

scab	168
sexual history	33
shine	50
sit back	156
site	18
skin manifestation	168
skull fracture	197
smoking history	24
social history	24
soil	96
soiled	98

speck	137
sprain	197
spread	168
sputum	122
stand beside	153
stick out	50
stiff	149
straighten	68
strain	142
stretch	68
subarachnoid hemorrhage	197
sudden infant death syndrome	187
summarize	35
swallow	50
swelling	209

T

tampon	200
tearing	89
thin	122, 209
thick	122, 209
thirsty	102
tinel sign	72
trauma	197
tummy	44
twist	68

U

ultrasound	74
unusual	102
upset	78
urinary catheter	142
urinate	96
urination	142
urine	98
urticaria	170

V・W

vaginal discharge	209
vertigo	156, 157
vomiting	126
watery	122
Weber試験	54
weight loss	111
wheal	170
wipe	137
work	34
write down	212

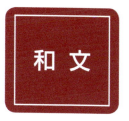

あ〜お

あいさつ	14
アカラシア	140
悪性腫瘍	98
アレルギー	24
いきみ	144
意識障害	84
萎縮性腟炎	209
痛みの強さ	18
胃腸炎	192
いないいないばあ	183
遺尿症	194
イレウス	93, 94
飲酒歴	30
うつ病	165
うつぶせ寝	187
膝窩動脈	39
嚥下困難	140
嘔気	126
嘔吐	93, 126
おすわり	181
おまる	174

か

外傷	100
外転神経	57
回転性めまい	157
開放型質問	14

INDEX

カウンセリング		73
下顔面筋		58
下肢		39
家族歴		24
下腿浮腫		39, 90
滑車神経		57
下腹部痛		93
下部消化管出血		138
感覚障害		61, 98
眼球運動		51
眼球結膜		51
眼瞼結膜		51
カンジダ膣炎		209
関節可動域		69
関節痛		99
感染症		97, 219
肝臓の触診		47
眼痛		84
眼底の観察		51
顔面神経		58
眼輪筋		58
関連症状		18

き・く

既往歴		24
記憶障害		66
気管呼吸音		43
気管支呼吸音		43
起座位		36
起座呼吸		120
喫煙歴		24
虐待		173
吸気		43
胸郭運動		41
協調運動障害		64
胸痛		89

胸部		36
胸壁拍動		36
筋性防御		46
くも膜下出血		197

け・こ

軽快因子		18
計算障害		66
継続期間		18
頸動脈雑音		40
頸部		40
痙攣		196
下血		137
月経異常		207
月経歴		201
血便		137
結膜		51
下痢		93, 131
幻覚		83
健康診断		174
検診受診歴		203
見当識		65
現病歴		18
口腔咽頭性嚥下困難		140
後脛骨動脈		39
高次脳機能		65
甲状腺		55
甲状腺機能亢進症		114
高心拍出性		114
叩打痛		49
紅斑		170
項部硬直		85
硬膜外血腫		197
硬膜下血腫		197
呼気		43
呼吸器系		41
呼吸器系疾患		90

呼吸困難		90, 118
呼吸数		41
骨折		197
骨盤炎症性疾患		94
細菌性膣炎		209

さ・し

サマリー		34
産科既往歴		201
三叉神経		58
産婦人科		200
視覚症状		83
子宮外妊娠		94
子宮頸がん		202
子宮頸管炎		209
子宮収縮		212
耳鏡		53
自己紹介		15
四肢診察		68
視神経		57
自然分娩		202
質		18
失禁		98
児童相談所		173
紫斑		170
しびれ		83
しぶり腹		139
視野		52
視野暗点		83
射精時痛		151
受傷機転		197
受傷時間		197
受傷部位		197
出生歴		180
受動喫煙		121
消化器系疾患		90
消化器症状		44

244　やさしい英語で外来診療　新装版

上気道炎	192	
上肢	38	
小児	174	
小児外傷	197	
小児虐待	197	
小脳症状	64	
上腹部痛	93	
上部消化管出血	138	
触覚振盪音	42	
職業歴	34	
食道がん	140	
食道性嚥下困難	140	
初潮	201	
自律神経症状	98	
視力	51	
心エコー検査	75	
神経圧迫	100	
神経学的診察	57	
心血管系	36	
心原性	114	
心室頻拍	114	
心尖拍動	36, 37	
陣痛	212	
心電図	75	
振動覚	62	
深部腱反射	60	
心房細動	114	
心房粗動	114	
蕁麻疹	170	

す〜そ

水疱	170
睡眠時無呼吸症候群	165
睡眠障害	164, 165
睡眠状況	165
頭蓋骨骨折	197
頭痛	82

生活歴	24
整形外科的診察	68
性交歴	33, 210
生理	95
咳	122, 222
脊髄圧迫	97
舌咽神経	59
舌下神経	59
説明	73
セミファウラー位	36
全身倦怠感	102
前置胎盤	219
前兆	83
前庭神経炎	157
前方/後方引き出しテスト	70
前立腺がん	143, 144
前立腺肥大症	143
増悪	18
僧帽筋	60
測定異常	64
足背動脈	39

た〜つ

タール便	138
帯下	209
胎児	202
体重減少	111
体性痛	92
大腸がん	138
胎動減少	218
大動脈解離	89
脱臼	197
脱水	219
痰	122
男性性機能障害	149
チアノーゼ	43

チネルサイン	72
中耳炎	192
中枢神経嘔吐	127
超音波検査	74
聴覚	53
聴神経	59
聴神経腫瘍	157
腸蠕動音	45
鎮痛薬	129
痛覚	62
つかまり歩き	182

て・と

手洗い	35
帝王切開	202
低血糖	219
低酸素血症	219
ディックスホールパイクテス	
ト	159
テネスムス	139
点状出血	170
トイレトレーニング	196
頭蓋内圧亢進症状	129
動眼神経	57
動悸	90, 113
頭頸部	50
瞳孔	51
橈骨動脈	38
糖尿病	151
頭部	50
同様症状の有無	24
吐血	128
徒手筋力テスト	63
ドメステックバイオレンス	171
トリコモナス膣炎	209

索引 245

な〜の

内視鏡検査	75
内側 / 外側側副靭帯 ストレステスト	70
内服薬	24
ナルコレプシー	165
入院歴	24
乳がん	202
乳児健診	179
乳幼児突然死症候群	187
尿道炎	151
尿道カテーテル	145
尿漏	144
尿路感染	143, 192
尿路感染症	194
尿路狭窄	143
妊娠	200
寝返り	181
熱	235
捻挫	197
脳血管疾患	154
脳梗塞	154
脳出血	154
脳震盪	197
膿胞	170

は・ひ

肺炎	192
排尿筋異常	143
排尿困難	143
排尿障害	98
はいはい	182
バイバイ	183
肺胞呼吸音	43
麻疹	192
はじまり	18

ばち状指	43
発熱	93, 191
鼻	53
パニック障害	91
斑状出血	170
反跳痛	46
斑点	170
非回転性めまい	157
脾腫大	47
脾臓の触診	47
一人歩き	183
皮膚症状	168
貧血	114
頻尿	143

ふ〜ほ

不安障害	91, 196
部位	18
風疹	192
副神経	59
腹痛	92
副鼻腔	50
腹部	44
腹部の触診	46
腹部の打診	45
腹部の聴診	45
腹壁	45
腹膜炎	92
婦人科疾患	24
ブラクストン−ヒックス収縮	212
粉塵吸入歴	121
閉鎖型質問	14
ペロニー病	150
片頭痛	83
便秘	132

片麻痺	154
膀胱がん	143
放散痛	18, 20
膨疹	170
歩行障害	64, 141
勃起障害	149
発作性上室性頻拍	114
母乳栄養	185

ま〜め

マックマレーテスト	70
末梢神経嘔吐	127
麻痺	153
マロリーワイズ症候群	138
無痛分娩	202
胸やけ	90
迷走神経	59
メニエール病	157
めまい	83, 156

や〜よ

夜間陰茎勃起現象	150
夜間頻尿	143
薬物使用歴	32
夜尿症	195
腰椎穿刺	75
腰痛	96, 97
予防注射	174

り

離乳食	186
良性頭位性めまい	157
緑内障	83, 84
リンパ節	56

●監修者プロフィール

大山　優（Yu OYAMA）

医療法人鉄蕉会 亀田総合病院腫瘍内科 部長

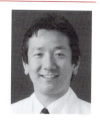

1991年日本大学医学部卒業後，聖路加国際病院内科レジデント，日本大学第一内科助手を経て1996年渡米．トーマスジェファーソン大学内科研修，ノースウェスタン大学血液科，腫瘍内科研修を修了．米国の内科・血液科・腫瘍内科の各専門医を取得後，ノースウェスタン大学スタッフ医師，内科講師となる．

10年間の米国での診療・教育・研究の経験を生かし，2006年より亀田総合病院の腫瘍内科部長としてがんの集学的医療を精力的に展開するとともに，最高レベルのがん診療を施すことのできる実力ある腫瘍内科医の育成に力を注ぐ．

●著者プロフィール

安藤克利（Katsutoshi ANDO）

医療法人社団よるり会 目黒ケイホームクリニック 理事長・院長

1981年生まれ．2006年に東京慈恵会医科大学を卒業後，東京厚生年金病院（現JCHO東京新宿メディカルセンター），亀田総合病院で初期・後期研修．研修中に米国医師臨床研修資格（ECFMG）を取得．取得の経験をもとに「やさしい英語で外来診療（羊土社）」を執筆．

2011年より順天堂大学呼吸器内科．基礎・臨床研究に携わり，2017年までに筆頭著者として英語論文20編，日本語論文17編を発表．2017年に中外製薬株式会社に入社．MDとして製薬企業で薬の開発に携わった経験をもとに「そうだったのか！臨床試験のしくみと実務（南山堂）」を執筆．2018年に目黒ケイホームクリニックを開業し，現在，呼吸器内科医・在宅医として臨床・研究を行っている．

●協力・ナレーター プロフィール

Jason F Hardy

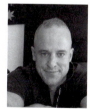

1980年 オーストラリア生まれ．2002年グリフィス大学卒業．在学中に大東文化大学に留学．日本語能力試験（JLPT）1級．

25年以上日本に滞在．講師として学生や医師，ビジネスマンなどに英語を教え，下北沢に英会話スクールを開校．現在スクール運営のほか，いろいろな病院で医師たちの英会話レッスンを担当している．

［下北イングリッシュ］https://shimokitaeigo.com

海外での学会や講義の際，【言葉】で困ったことはありませんか？メディカルイングリッシュの専門用語・フレーズを身につけ世界各国で活躍されるあなたをバックアップいたします．

遠藤玲奈（Reina ENDO）

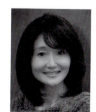

1996年 学習院大学経済学部経営学科卒業．2009年 慶應義塾大学大学院修了，理学修士．元リンパ脈管筋腫症患者の会（J-LAMの会）副代表．

30年近くにわたりNHKの医学・科学番組の制作ディレクター・リサーチャーとして国内外の医師や科学者を取材，その研究や治療の最前線を伝えてきた．その間日米での入院手術をきっかけに両国の医療現場を取材，医療職の労働環境の課題と医療制度，専門職の分業について研究する．2009年には医師と患者、製薬会社の情報交換の場として気胸・肺のう胞スタディグループを設立（http://www.lungcare.jp/）．診療科・病院・国境を越えた医師や研究者と患者の連携，治験支援や，医療者と患者を対象にした勉強会を主催するなど，専門職と市民をつなぐ活動を続けている．

※本書は，「やさしい英語で外来診療」にて CD で提供していた音声をオンライン再生に変更し，新装版としたものです

やさしい英語で外来診療　新装版

2025 年 3 月 15 日　　第 1 刷発行	監　修	大山　優
	著　者	安藤克利
	協力・ナレーター	Jason F Hardy　遠藤玲奈
	発行人	一戸 裕子
	発行所	株式会社 羊 土 社
		〒 101-0052
		東京都千代田区神田小川町 2-5-1
		TEL　03（5282）1211
		FAX　03（5282）1212
		E-mail　eigyo@yodosha.co.jp
ⓒYODOSHA CO., LTD. 2025		URL　www.yodosha.co.jp/
Printed in Japan		
ISBN978-4-7581-2433-1	印刷所	日経印刷株式会社

本書に掲載する著作物の複製権，上映権，譲渡権，公衆送信権（送信可能化権を含む）は（株）羊土社が保有します．
本書を無断で複製する行為（コピー，スキャン，デジタルデータ化など）は，著作権法上での限られた例外（「私的使用のための複製」など）
を除き禁じられています．研究活動，診療を含み業務上使用する目的で上記の行為を行うことは大学，病院，企業などにおける内部的な利用
であっても，私的使用には該当せず，違法です．また私的使用のためであっても，代行業者等の第三者に依頼して上記の行為を行うことは違
法となります．

JCOPY ＜（社）出版者著作権管理機構 委託出版物＞
本書の無断複写は著作権法上での例外を除き禁じられています．複写される場合は，そのつど事前に，(社) 出版者著作権管理機構（TEL
03-5244-5088，FAX 03-5244-5089，e-mail：info@jcopy.or.jp）の許諾を得てください．

乱丁，落丁，印刷の不具合はお取り替えいたします．小社までご連絡ください．